W0293065

Kohlhammer

Ratgeber im
W. Kohlhammer Verlag

Ewald Becherer/Adolf E. Schindler
- *Endometriose*

Jürgen Claus/Gerhard Blümchen
- *Vor und nach einer Herzoperation*

Hermann Delbrück
- *Bauchspeicheldrüsenkrebs*
- *Brustkrebs*
- *Chronische Leukämien*
- *Darmkrebs*
- *Ernährung für Krebskranke*
- *Knochenmark- und Stammzelltransplantationen nach Krebs*
- *Krebsschmerz*
- *Künstlicher Darmausgang nach Krebs*
- *Lungenkrebs*
- *Magenkrebs*
- *Non-Hodgkin-Lymphome*
- *Plasmozytom/Multiples Myelom*
- *Prostatakrebs*

Gerhard Hiendlmayer
- *Gerinnungshemmer*

Sabine Morgan
- *Wenn das Unfassbare geschieht – vom Umgang mit seelischen Traumatisierungen*

Freya Reinhard/Jens J. Kirsch
- *Hämorriden und der kranke Enddarm*

Peter Reisky
- *Osteoporose*

Tewes Wischmann/Heike Stammer
- *Der Traum vom eigenen Kind*

Markus Stücker
Stefanie Reich
Peter Altmeyer

Venenerkrankungen

Wirksame Hilfen bei Besenreisern, Krampfadern, Thrombose und offenem Bein

Verlag W. Kohlhammer

1. Auflage 2004

Umschlag: Data Images GmbH
Gesamtherstellung:
W. Kohlhammer Druckerei GmbH + Co. Stuttgart
Printed in Germany

ISBN 3-17-017586-6

Vorwort

Venenerkrankungen sind eine der großen Volkskrankheiten unserer Zeit. Allein das Endstadium der chronischen Veneninsuffizienz, das *Ulcus cruris venosum* (»offene Bein«), betrifft bis zu 1,65 Millionen Deutsche. Unter einer Krampfadererkrankung, die Schmerzen, Schwellungen und Krämpfe in den Unterschenkeln verursachen kann, leiden etwa 16 Millionen der Deutschen. Dazu kommen etwa 33 Millionen Bundesbürger, die sog. Besenreiser haben. Jährlich tritt pro 100.000 Einwohner in bis zu 160 Fällen eine tiefe Beinvenenthrombose auf, eine lebensgefährliche und häufig verkannte akute Venenerkrankung, die zur Lungenembolie führen kann. So leiden insgesamt etwa 50 Millionen Deutsche an einem Venenleiden. Diese Zahlen lassen vermuten, dass es wohl kaum jemanden in Deutschland geben dürfte, der nicht entweder selbst von Venenkrankheiten betroffen ist oder dessen Angehörige darunter leiden.

Und doch besteht große Unsicherheit hinsichtlich der Entstehung, Diagnostik und letztlich der Therapie und Prophylaxe von Venenleiden. Es kursieren zahlreiche Gerüchte rund um Venenentzündungen, Thrombosen, Krampfadern, »offene Beine« oder Besenreiser und verschiedenste Hausmittel, die dagegen helfen sollen. Oft werden Venenleiden lange ignoriert, nicht ernst genommen oder aus falscher Scham beim Arztbesuch verschwiegen, bis große Krampfadern nur schwer zu verstecken sind und Unterschenkelgeschwüre die Lebensqualität entscheidend einschränken.

Mit unserem Ratgeber möchten wir aufräumen im Dschungel der Unsicherheiten, Ängste, falschen Scham und Gerüchte rund um die Venenkrankheiten. In unserer täglichen Venen- und Wundsprechstunde an der Universitätshautklinik haben wir Fragen unserer Patienten gesammelt und zu einem Leitfaden zusammengestellt, der Sie zur Entstehung, Diagnostik, Therapie und

Prophylaxe von Venenleiden informieren und Ihnen Tipps zum Leben mit Venenleiden liefern soll.

M. Stücker, S. Reich, und P. Altmeyer
Bochum, Januar 2004

Danksagung

Der herzliche Dank der Autoren geht an alle, die durch ihre Mitarbeit zur Erstellung dieses Ratgebers beigetragen haben:

- Hr. Schimanski (Grafiker, St. Josef-Hospital, Ruhr-Universität Bochum)
- Hr. Müller, Fr. Greifenberg (Fotoabteilung, St. Josef-Hospital, Ruhr-Universität Bochum)
- PD Dr. Mumme (Klinik für Gefäßchirurgie, St. Josef-Hospital, Ruhr-Universität Bochum)

Letztlich sind verschiedene Firmen und Institutionen zu nennen, die uns mit Bildmaterial ihrer Produkte unterstützt haben:
Bösl Medizintechnik, Medi Bayreuth, Innothera GmbH, Bauerfeind-Phlebologie GmbH & Co KG, Jobst GmbH, Deutsche Gesellschaft für CHIVA, Smith & Nephew GmbH, Sanofi-Synthelabo GmbH, Siemens AG, Elcat GmbH, Johnson & Johnson, Novartis Consumer Health GmbH

Inhalt

1 *Aufbau und Funktion des Venensystems*

Wie sind Venen aufgebaut?
Fragen zu Aufbau und Funktion von Venen

Wie ist der menschliche Kreislauf aufgebaut?

Um die Entstehung von Venenerkrankungen besser verstehen zu können, ist es wichtig, zuerst den normalen Aufbau und die Funktion der Venen kennen zu lernen. Die Venen sind Teil des Blutkreislaufsystems, das alle Gewebe und Organe unseres Organismus mit Sauerstoff versorgt und Endprodukte der Stoffwechselvorgänge zu den Entgiftungs- und Ausscheidungsorganen (Leber, Niere, Lunge usw.) zurücktransportiert.
Der Blutkreislauf besteht aus einem arteriellen und einem venösen Anteil. Der »Motor« dieses Kreislaufs ist das Herz. Vom Herzen aus fließt über Arterien das sauerstoffhaltige (Ausnahme Lungenarterien) Blut in die einzelnen Organe und Gewebe, über die Venen wird das »verbrauchte«, sauerstoffarme Blut (Ausnahme Lungenvenen) zum Herzen zurücktransportiert.

Gibt es Unterschiede zwischen Arterien und Venen?

Ein wesentlicher Unterschied zwischen arteriellem und venösem Gefäßsystem sind die herrschenden Druckverhältnisse. Das arterielle System, auch Hochdrucksystem genannt, setzt sich aus allen

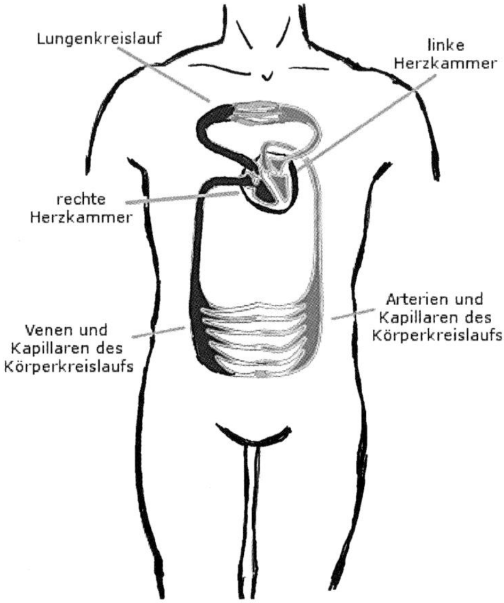

Abbildung 1.1: Das Blutkreislaufsystem, bestehend aus arteriellem und venösem Anteil.

Körperarterien und der linken Herzkammer zusammen. Der mittlere Blutdruck im arteriellen System beträgt etwa 100 mmHg und ist das Produkt von Herzminutenvolumen (Volumen, das vom Herz in einer Minute befördert wird) und peripherem Widerstand. Zum venösen System, auch Niederdrucksystem genannt, gehören die Körpervenen, das rechte Herz, die Lungengefäße und der linke Vorhof. Der mittlere Blutdruck übersteigt hier normalerweise nicht den Wert von 20 mmHg.
Ein weiteres Unterscheidungsmerkmal von Arterien und Venen ist der Wandaufbau. Sowohl Venen- als auch Arterienwand sind dreischichtig aufgebaut, doch ist die Relation der einzelnen Schichten zueinander verschoben.
Die innerste Schicht (Intima) der Gefäße besteht sowohl bei den Arterien als auch bei den Venen aus Endothelzellen mit einer Schicht feinmaschigen Bindegewebes. In den Venen gibt es Aus-

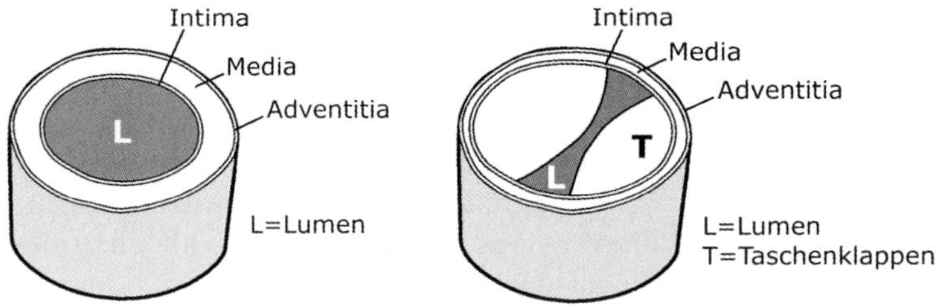

Abbildung 1.2: Die Wand der Arterien (links) und Venen (rechts) bestehen aus 3 Schichten: Intima, Media (Muskelschicht) und Adventitia (Bindegewebsschicht). Die Relation der einzelnen Schichten zueinander ist jedoch verschieden.

stülpungen der Endothelzellschicht, die Venenklappen. Sie sind bei Säuglingen sehr zahlreich, reduzieren sich aber mit zunehmendem Alter. Während die Venenklappen im Arm im Abstand von 4–5 cm aufeinander folgen, liegen sie im Bein 5–7 cm voneinander entfernt.
Die mittlere Schicht (Media) besteht vor allem aus glatter Muskulatur und elastischen Fasern. Sie ist in den Venen allerdings viel dünner als die kräftige Muskelschicht der Arterien.
Die äußerste Schicht (Adventitia) ist aus lockerem, netzwerkartigem Bindegewebe aufgebaut. Darin eingebettet liegen kleine Gefäße, Nerven, Muskelfasern und Lymphgefäße. Bei den Venen ist sie dicker als die Außenschicht der Arterien.

Welche Funktionen haben die Venen?

Im Wesentlichen kommen den Venen 3 Aufgaben zu:
Transportfunktion: Die Venen sammeln Blut aus der Peripherie und transportieren es zum Herzen. Ein Großteil dieses Blutes muss gegen die Schwerkraft befördert werden. Um trotzdem die richtige Stromrichtung zu gewährleisten und einen Rückfluss zu verhindern, ist die innerste Wandschicht der Venen mit Klappen ausgestattet. Die Anzahl der Klappen nimmt hierbei vom Körperstamm

zu den Gliedmaßen hin zu. Die Klappenflügel sind herzwärts gerichtet, so dass das Blut durch die geöffneten Klappen zum Herz strömen kann, ein Rückfluss aber durch den Schluss der Klappen verhindert wird.
Speicher- und Reservefunktion: Des Weiteren dient das Venensystem als Reserve für das Herzkreislaufsystem. Es enthält etwa 85 % des gesamten Blutvolumens und weist eine etwa 200fach größere elastische Weitbarkeit als das arterielle System auf, so dass Verluste von Blutvolumen (z. B. bei starken Blutungen) rasch ausgeglichen werden können.
Wärmeabgabe: Erhöhte Körper- und Außentemperaturen (z. B. Fieber, Hitze) bewirken, dass die Wandspannung der Hautvenen nachlässt, wodurch von der arteriellen Seite her mehr und rascher Blut in die Venen strömt. Um einen Wärmestau zu verhindern, wird bei der Passage des Blutes durch die Venen Wärme an Gewebe und an die Umwelt abgegeben. Bei Kälte hingegen verengen sich die Haut- und Unterhautvenen. Das in den oberflächlichen Venen abgekühlte Blut wird beim Durchfluss in die tiefen Venen wieder aufgewärmt, indem beim benachbarten Verlauf von Arterien und Venen Wärme der Arterien in die Venen übergeht (Wärmetauscherprinzip).

Wie sieht das Venensystem der Beine aus?

Der Rückfluss des venösen Blutes aus den Beinen zum Herzen erfolgt im Wesentlichen über 2 Abflusssysteme; die sog. tiefen Leitvenen und die oberflächlichen Venen, die durch zahlreiche Verbindungsvenen eine funktionelle Einheit bilden.
Das oberflächliche Venensystem liegt in das lockere Unterhaut- und Fettgewebe der Beine eingebettet. Zwei große oberflächliche Venenstämme und ihre Seitenäste sowie eine Vielzahl kleinster Venen sammeln und drainieren das Blut aus dem oberflächlichen Gewebe. Man unterscheidet bei den Venenstämmen die große und kleine Saphenavene. Die große Saphenavene *(Vena saphena magna)* beginnt am Innenknöchel und verläuft über die Unter-

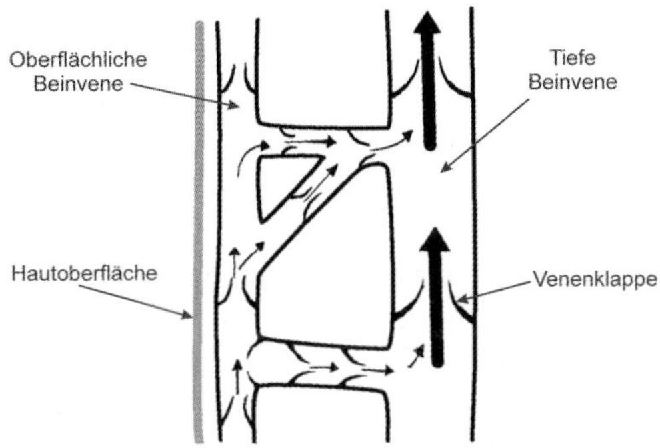

Abbildung 1.3: Das oberflächliche und das tiefe Beinvenensystem stehen durch sog. Perforansvenen in Verbindung.

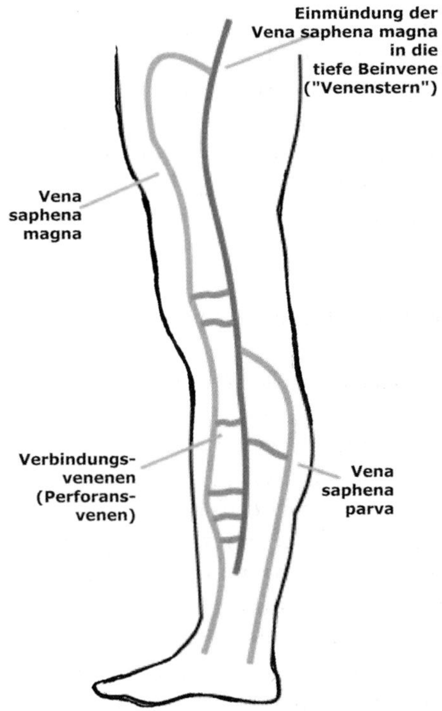

Abbildung 1.4: Zum Venensystem der Beine gehören die tiefen und die oberflächlichen Beinvenen (*Vena saphena magna* und *Vena saphena parva*), welche durch die Perforansvenen miteinander verbunden werden.

schenkel-, Knie- und Oberschenkelinnenseite bis zur Leiste, wo sie in die tiefe Leitvene des Oberschenkels *(Vena femoralis)* einmündet. Die kleine Saphenavene *(Vena saphena parva)* beginnt hinter dem Außenknöchel und zieht an der Hinterseite der Wade zur Kniekehle, wo sie in die tiefe Kniekehlenleitvene *(Vena poplitea)* einmündet.
Die tiefen Leitvenen verlaufen zwischen den kompakten Muskeln des Beines. Sie sind daher mit Ausnahme der Kniekehlenvene weder zu sehen noch zu tasten. In ihnen fließen beinahe 90 % des Blutes aus den Beinen zum Herzen zurück. Die paarig angelegte vordere *(Vena tibialis anterior)* und hintere *(Vena tibialis posterior)* Schienbeinvene und die Wadenbeinvene *(Vena fibularis)* im Unterschenkel vereinigen sich in der Knieregion zur unpaaren Leitvene der Kniekehle *(Vena poplitea)*. Diese mündet im unteren Drittel des Oberschenkels in die tiefe Leitvene des Oberschenkels *(Vena femoralis)* ein.
Verbindungsvenen *(Venae perforantes)* durchbohren die bindegewebigen Muskelhüllen des Unterschenkels *(Faszien)* und bilden ein Bindeglied zwischen oberflächlichem und tiefem Venensystem. Durch sie wird das gesamte Hautvenennetz drainiert, und die Abflusswege des oberflächlichen Venensystems werden erheblich entlastet. In jedem Bein gibt es etwa 150 Perforansvenen, die z. T. in Gruppen angeordnet sind. Auch sie besitzen Klappen, die normalerweise nur einen Blutstrom von der Oberfläche zur Tiefe zulassen.

Wie kommt das Blut vom Bein zum Herzen?

Zu einem gewissen Teil wird der Blutrückfluss aus den Beinen durch den vom Herzen erzeugten Blutdruck bestimmt. Berücksichtigt werden müssen außerdem die schwerkraftbedingte Energie und der Stauungsdruck des strömenden Blutes. Außerdem unterstützen verschiedene Körperfunktionen den Blutrückfluss aus dem Bein zum Herzen (Atmung, Beinpumpe, Venenklappen, Lymphgefäße).

Wie wirkt sich die Atmung auf den venösen Fluss aus?

Die Atmung wirkt durch gegensinnige Druckschwankungen im Brust- und Bauchraum wie eine Saug-Druckpumpe. Beim Einatmen entsteht im Brustraum ein Unterdruck (Saugwirkung). Die Brustkorbvenen werden aufgeweitet, und der Zustrom von Blut aus der Peripherie zum Herzen nimmt zu. Eine Steigerung des Druckes im Bauchraum (z. B. durch Heben schwerer Lasten, Hustenstoß, Pressen beim Stuhlgang) hebt den venösen Rückstrom zum Herzen weitgehend auf. Zum Teil wird bei sehr hohen Drücken sogar Blut in die Beinvenen zurückgepresst (Druckwirkung).

Wie unterstützt die venöse Beinpumpe den venösen Rückstrom?

Die venöse Beinpumpe setzt sich aus 3 ineinander greifenden Pumpsystemen zusammen. Die *Fußsohlenpumpe* entleert durch Auftreten und Abrollen des Fußes die Blutgefäße in der Fußsohle. Die *Sprunggelenkspumpe* entleert durch Bewegung im Sprungge-

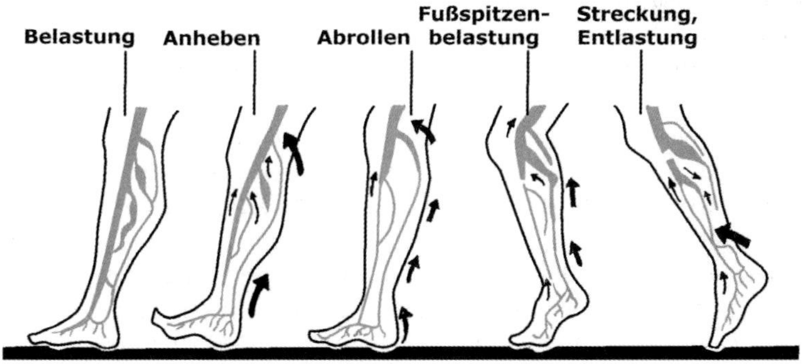

Abbildung 1.5: Durch die Abrollbewegungen des Fußes wird das Blut aus den Beinvenen zum Herzen transportiert. Die Anspannung der Wadenmuskulatur beim Laufen presst das Blut aus den tiefen Venen heraus und bewirkt so gleichzeitig eine Sogwirkung in den oberflächlichen Venen.

lenk die Venengeflechte des Knöchelbereiches, der Fußwurzel und des Mittelfußes. Das kräftige Auf- und Abbewegen des Vorfußes im Sprunggelenk bewirkt ein Wechselspiel von Anspannung und Erschlaffung der Wadenmuskulatur mit Spannung und Anspannung der Haut, Sehnen und Gelenkbänder. Der *Wadenmuskelpumpe* kommt jedoch die bedeutsamste Kraft zu. Bei jeder Bewegung steigt durch Anspannung der Muskulatur ihr Umfang und der Druck auf die von der Muskulatur fest umschlossenen tiefen Leitvenen, so dass das Blut herzwärts gepresst wird. In den entleerten tiefen Venen kommt es zum Druckabfall, der eine Sogwirkung auf die oberflächlichen (über die Perforansvenen) und weiter fußwärts gelegenen tiefen Venen ausübt. Die Wadenmuskelpumpe funktioniert nur bei intaktem Fußgelenk, d. h. bei normaler Gehfähigkeit. Fällt die Wadenmuskelpumpe z. B. durch Versteifung des Sprunggelenkes aus, kommt es zur Drainagestörung, in deren Folge ein »offenes Bein« entstehen kann.

Was sind die Venenklappen und welche Funktion haben sie?

Die Venenklappen sind kleine, segelartige Ausstülpungen der innersten Schicht der Venenwand (Endothel), die in ihrer Zahl vom Körperstamm zur Peripherie zunehmen und besonders zahlreich in den Unterschenkeln vorkommen. Die Venenklappen gewährleisten in den oberflächlichen und tiefen Beinvenen einen herzwärts gerichteten Transport des Blutes. Sowohl beim Gehen während der Erschlaffung der Muskulatur als auch beim Lagewechsel vom Liegen zum Stehen verhindern sie ein Zurückfließen des Blutes. Sie fangen rückläufige Druckwellen ab (z. B. beim Laufen oder Springen) und schützen die Venenwand vor Überdehnung.

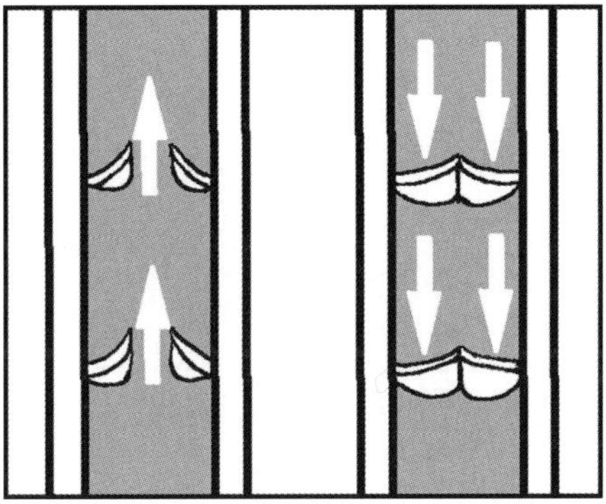

Abbildung 1.6: Die Klappen gesunder Venen lassen den herzwärts gerichteten Blutstrom passieren und verhindern einen Blutstrom in die entgegengesetzte Richtung.

Was ist das Lymphsystem?

Das Lymphsystem besteht aus Lymphgefäßen, Lymphknoten, Knochenmark, Mandeln, Milz und dem lymphatischen Gewebe der Schleimhäute (z. B. im Darm).

Die kleinen Lymphgefäße verlaufen parallel zu den venösen Blutgefäßen. Sie beginnen blind und vereinigen sich im Verlauf zu immer größeren Lymphbahnen. Diese wiederum laufen in den Lymphknoten zusammen und werden von dort über große Sammelbahnen weitergeführt. Mit Hilfe des Lymphsystems wird die Gewebeflüssigkeit, die in den Spalten der Organe und im Gewebe des Körpers zirkuliert, zur Blutbahn zurückgeführt. Die dazwischengeschalteten Lymphknoten haben Filterfunktion und fangen schädigende Stoffe ab.

Die im Lymphsystem transportierte Lymphflüssigkeit entsteht durch Flüssigkeitsaufnahme aus dem Gewebe. Das milchartige Aussehen der Lymphflüssigkeit wird durch große Mengen Fett verursacht, die aus der Nahrung über die Darmgefäße in die Lymphe gelangen. Die Lymphe enthält außerdem Eiweiße, Zucker, Zelltrümmer und Abwehrzellen.

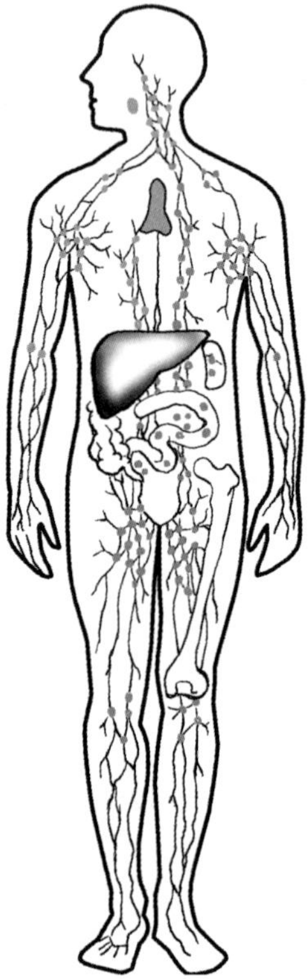

Abbildung 1.7: Das menschliche Lymphsystem, bestehend aus Lymphgefäßen, Lymphknoten, Knochenmark, Mandeln, Milz und dem lymphatischen Gewebe der Schleimhäute.

Ein außer Funktion gesetztes Lymphsystem kann seine Aufgaben in der Volumenregulation und dem Flüssigkeitsaustausch nicht erfüllen. Es kommt zu Veränderung des Grundgewebes, zur Vermehrung der Zellen in den Gewebezwischenräumen und zur Aktivierung der Fibroblasten (Bindegewebe produzierende Zellen), die vermehrt Bindegewebsfasern produzieren. Es entsteht eine chronische vernarbende Entzündung. Hierdurch unterscheidet sich das Lymphödem (→ »dickes Bein«) von anderen Ödemformen, die in erster Linie Symptom anderer Erkrankungen sind. Das Lymphödem ist eine eigenständige chronische Erkrankung der Haut, des Bindegewebes und auch der inneren Organe.

Was haben die Lymphgefäße mit dem venösen Rückstrom zu tun?

Die Lymphgefäße können einen erschwerten venösen Rückfluss ausgleichen, sofern er zu vermehrter Flüssigkeit im Zwischengewebe geführt hat. Sie entlasten das Gewebe von der Stauung. In den Lymphgefäßen besteht kein Druckgefälle und keine Strömungsenergie wie in den Venen. Die Strömung erfolgt durch Kontraktion der muskulären Elemente in der Lymphgefäßwand und wird unterstützt durch zahlreiche Klappen, die den Rückstrom der Lymphe in die Peripherie verhindern. Sind die Klappen nicht mehr schlussfähig, weitet sich das Gefäß extrem aus. Der Lymphabstrom hängt noch mehr als der Venenfluss von der Bewegung ab, da die eigene Kraft der Lymphgefäße nicht für den Lymphabstrom ausreichend ist. Daher schwellen schon bei langem ruhigen Sitzen die Knöchel an. Doch schon kleinste Bewegungen sind in der Lage, den Lymphabfluss zu fördern und Schwellungen zu verringern.

2 *Diagnostik von Venenerkrankungen*

Wie kann ein Venenleiden festgestellt werden? Fragen zur Diagnostik von Venenleiden

Woran kann ich sehen, ob ich ein Venenleiden habe?

Die Symptome verschiedener Venenleiden sind sehr unterschiedlich und, wenn sie klassisch ausgeprägt sind, deutlich zu differenzieren. Eine detaillierte Beschreibung der entsprechenden Symptome der einzelnen Venenleiden finden Sie in den entsprechenden Kapiteln (→ akute und chronische Venenerkrankungen).

Tabelle 2.1: Überblick über klassische Symptome von akuten und chronischen Venenleiden

Akute Venenleiden	
Beinvenenthrombose	Ziehende, rheumaähnliche Schmerzen, verschwommene Konturen im Knöchelbereich, glänzende Haut, unklare Beinbeschwerden bis Wadenschmerzen, Beinschwellung, Umfangsdifferenz zwischen krankem und gesundem Bein, evtl. nächtliche Wadenkrämpfe (Symptome können bei Bettlägerigkeit fehlen oder gering ausgeprägt sein)
Oberflächliche Venenentzündung (Thrombophlebitis)	Druckschmerzhafter, überwärmter, leicht hervortretender geröteter Venenstrang, kaum Schwellung des Gesamtbeins

Tabelle 2.1: Fortsetzung

Chronische Venenleiden	
Krampfaderleiden (Varikose)	Müdigkeit und Schwere, evtl. auch Spannungsgefühl in den Beinen, Beschwerden verschwinden beim Laufen und im Liegen, evtl. ziehende Schmerzen, evtl. sichtbare prall gefüllte Krampfadern
Besenreiser	in der Regel keine Symptome, meist im Bereich des Oberschenkels sichtbare reisigbesenartige oberflächliche rötlich-blaue Gefäßzeichnungen
Chronische Veneninsuffizienz	Knöchelschwellung, verminderte oder vermehrte Pigmentierung der Knöchelregion, weiße kleine Narben, Unterschenkelgeschwür (»offenes Bein«), vermehrte Gefäßzeichnung des Fußrückens
»offenes Bein« *(Ulcus cruris venosum)*	Chronisches (länger bestehendes) Geschwür in ernährungsgestörter Haut als Endstufe einer chronischen Veneninsuffizienz, meist am Innenknöchel

Woran sieht der Arzt, ob ich ein Venenleiden habe?

Nach der Erhebung der Anamnese, in der auf aktuelle Symptome, Vorgeschichte, Medikamente und besondere Erkrankungen bei Familienangehörigen eingegangen werden sollte, folgt die Untersuchung der entkleideten Beine. Die erste Untersuchung sollte im Stehen erfolgen, da nur dann die Beinvenen gut gefüllt und optimal beurteilbar sind. Die Venen sollten von vorne und von hinten angesehen und abgetastet werden. Dabei lassen sich z. B. erweiterte Perforansvenen fühlen. Bei ihrem Durchtritt durch die Muskelfaszie ist ein kleines Loch fühlbar, das bei einer krankhaften Erweiterung der Perforansvenen größer und tastbar wird. Husten oder Pressen (Druckerhöhung im Bauchraum) beim Abtasten ermöglichen eine grobe Abschätzung, ob sich der Druck

über die defekten Venenklappen hinweg bis zum oberflächlichen Venensystem fortsetzt. Nur schwach ausgebildete Ödeme lassen sich durch Fingerdruck rechts und links der Achillessehne, in der sog. Bisgaard'schen Kulisse, finden. Nach festem Fingerdruck kommt es dort zur Dellenbildung.
Verdächtig auf das Vorliegen eines Venenleidens sind außerdem verschiedene Veränderungen der Haut im Bereich der Unterschenkel:

- Verminderte Pigmentierung (Hypopigmentierung)
- Vermehrte Pigmentierung (Hyperpigmentierung)
- Kleine weißliche narbige Veränderungen, porzellanartig glänzende verdünnte, leicht verletzliche Haut *(Atrophie blanche)*
- Verdickung der Haut (Dermatosklerose)
- Knöchelödem
- Vermehrte bläuliche Gefäßzeichnung an der Fußkante *(Corona phlebectatica paraplantaris)*

Ist mein Gefäßleiden am ehesten arteriell oder venös bedingt? Woran kann ich das unterscheiden?

Eine grobe Abgrenzung venöser oder arterieller Gefäßleiden ermöglichen die Anhaltspunkte der folgenden Tabelle. Leider verhält sich die Natur nicht immer nach dem Lehrbuch, und Mischformen sind keine Seltenheit.

Tabelle 2.2: Unterscheidung von arteriellem und venösem Gefäßleiden

	arteriell	**venös**
Wann sind die Schmerzen am stärksten?	Beim Gehen	Im Stehen oder Sitzen
Welcher Art sind die Schmerzen?	Ziehend, insbesondere nach Belastung	Allgemeines Schweregefühl in den Beinen

Tabelle 2.2: Fortsetzung

	arteriell	**venös**
Wo sind die Schmerzen lokalisiert?	In der Wade, dem Fuß, selten auch am Oberschenkel und Gesäß	Hauptsächlich in der Wade
Wodurch tritt eine Besserung der Beschwerden ein?	Stehen bleiben, Bein aus dem Bett hängen lassen	Gehen, Kompression, Hochlagerung der Beine

Welche klinischen Testverfahren gibt es?

Bevor apparative Untersuchungen des Venensystems möglich waren, wurde eine Reihe von klinischen Funktionstests (z. B. Trendelenburg-Test, Schwartz-Test, Perthes-Test) entwickelt, die heute allerdings nur noch von untergeordneter Bedeutung sind. Sie können Aufschluss geben über Störungen des venösen Rückstroms durch Klappeninsuffizienz oder Thrombose. Meist sind sie nur bei sichtbaren Krampfadern anwendbar, und ihre Aussagekraft in der Vorbereitung invasiver Eingriffe ist beschränkt.

Welche apparativen Untersuchungsverfahren stehen zur Verfügung? Welche Untersuchung braucht man wofür?

Ziel apparativer Zusatzuntersuchungen ist es, eine klinisch gestellte Diagnose zu bestätigen oder exakter zu differenzieren. In der Regel sind die Doppler- und Duplexsonographie ausreichend. Vor der Durchführung invasiver Maßnahmen können eventuell zusätzliche Verfahren (Photoplethysmographie, Phlebographie, Phlebodynamometrie, CT/MRT) notwendig werden.

Was ist die Dopplersonographie?

Prinzip: Die Doppler-Sonographie ist eine völlig ungefährliche, schmerzlose Untersuchung. Das zugrunde liegende Prinzip wurde 1842 von dem Physiker Doppler entdeckt und nach ihm benannt. Eine Schallwelle, die von einem bewegten Gegenstand ausgeht oder reflektiert wird, ändert ihre Frequenz (z. B. Martinshorn bei vorbeifahrenden Einsatzfahrzeugen). Im konkreten Fall der Venen wird diese Schallwelle von den strömenden Teilchen des Blutes reflektiert, in ihrer Frequenz verändert und in ein akustisches Signal umgewandelt. Die Schallwellen werden von der Sonde ausgesandt und der reflektierte veränderte Ultraschallstrahl aufgezeichnet. Die Frequenzänderung ist proportional zur Blutströmungsgeschwindigkeit. Das empfangene Signal wird in einen hörbaren Schall umgewandelt, wodurch zischende und gurgelnde Geräusche entstehen können.
Man unterscheidet bei den heute gängigen Dopplergeräten solche, die kontinuierlich Schallwellen aussenden, und sog. gepulste Verfahren. Bei den kontinuierlichen Dopplergeräten gibt es solche, die lediglich die Strömungsgeschwindigkeit messen, und solche, die zudem in der Lage sind, die Strömungsrichtung darzustellen. Bei den gepulsten Dopplergeräten hingegen wird das Schallsignal diskontinuierlich gesendet und nur aus einer definierten Gewebetiefe reflektiert. Das Prinzip der gepulsten Dopplersonographie findet Anwendung bei der Duplexsonographie.
Durchführung: Die Untersuchung kann grundsätzlich am stehenden, sitzenden und liegenden Patienten erfolgen. Günstig für die Diagnostik im Bereich der Beinvenen ist es, die Dopplersonographie am stehenden Patienten durchzuführen. Nach Aufbringen einer geringen Menge Kontaktgel wird die stabförmige Dopplersonde im 45°-Winkel ohne Druck auf das zu untersuchende Gefäß aufgesetzt. Um nach einer Strömungsumkehr im Venensystem zu suchen, sind sog. Valsalva-Manöver (Pressen zur Erhöhung des Druckes im Bauchraum) oder aber ein Bewegen der Blutsäule durch die Hand des Untersuchers notwendig. Bei gesunden Venenverhältnissen mit intakten Venenklappen ist auch bei Druck-

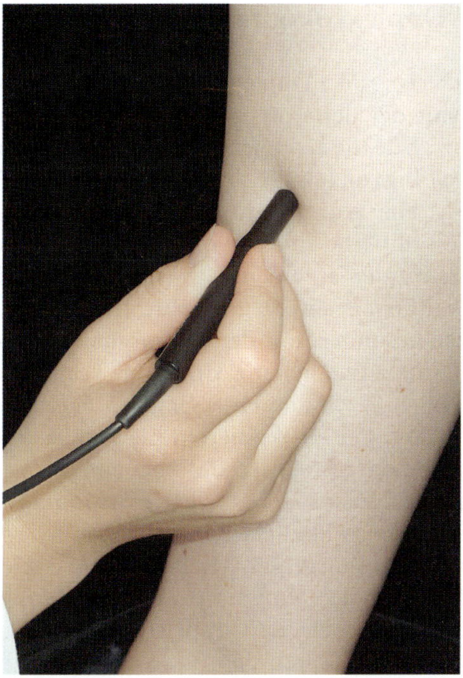

Abbildung 2.1: Messplatz zur Dopplersonographie. Von der Messsonde werden Ultraschallwellen ausgesandt, die von den Blutteilchen reflektiert werden. Das veränderte Signal wird von der Messsonde aufgefangen und in ein akustisches Signal umgewandelt.

erhöhung im Bauchraum kein Rückfluss des venösen Blutes zu beobachten. Sind die Venenklappen jedoch defekt, fließt in den Venen beim Pressen Blut entgegen der normalen Strömungsrichtung.

Stärken und Schwächen: In den meisten Fällen reicht die Dopplersonographie aus, eine orientierende Einschätzung des Venenzustands zu erhalten. Damit bietet sich eine schnelle, unkomplizierte und nebenwirkungsfreie Untersuchungsmöglichkeit der Venen. Darüber hinaus gibt es zahlreiche Anwendungsmöglichkeiten, die nicht das Venensystem betreffen.

Was ist die Duplexsonographie?

Prinzip: Auch bei der Duplexsonographie benutzt man eine Handsonde, mit der der Untersucher über die Haut den Venenverlauf abfährt. Wie die Dopplersonographie ist auch die Duplexsonographie völlig ungefährlich und schmerzlos. Die Duplexsonographie ist eine Kombination einer gepulsten Dopplersonographie in Kombination mit einem bildgebenden Ultraschall (B-Scan). Hierbei werden an einem Ultraschallschnittbild die anatomischen Verhältnisse sichtbar gemacht, und die interessierenden Gefäße können gesondert mit dem Ultraschalldoppler aufgesucht werden. Mit Hilfe zusätzlicher Programme können außerdem Informationen über Gefäßdurchmesser und Flussgeschwindigkeit gewonnen werden. Bei farbkodierten Geräten werden die Flussrichtungen farbig dargestellt, so dass bei entsprechender Einstellung Arterien oder rückwärts gerichtete Strömung in den Venen rot und gesunde Venen blau erscheinen.
Durchführung: Das Vorgehen bei der Duplexsonographie entspricht dem der Dopplersonographie. Der Sondenkopf ist jedoch nicht stabförmig wie bei der Dopplersonographie, sondern hat eine breitere Kontaktfläche.

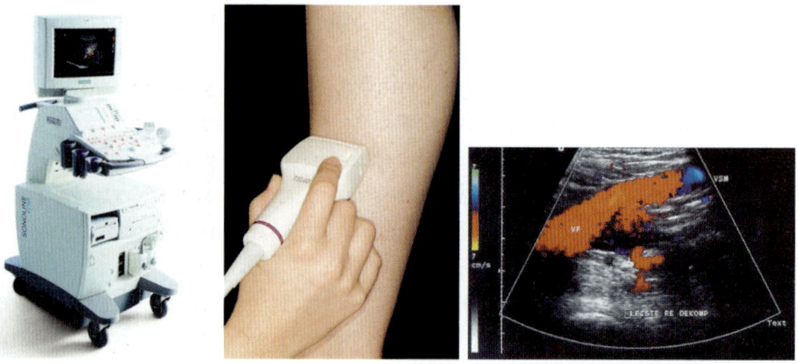

Abbildung 2.2: Messplatz zur Duplexsonographie. Das Prinzip der Duplexsonographie ist ähnlich wie bei der Dopplersonographie. Allerdings können hier die anatomischen Strukturen sichtbar gemacht und der Blutfluss farbig kodiert werden (Bild: Siemens AG, Pressebild).

Stärken und Schwächen: Hauptanwendungsbereich der Duplexsonographie ist die Diagnostik der tiefen Beinvenenthrombose, der Thrombophlebitis und der Refluxdiagnostik bei Varikose und postthrombotischem Syndrom. Darüber hinaus gibt es eine Reihe von Anwendungsmöglichkeiten, die nicht das venöse System betreffen. In der Diagnostik vor einer Operation ist die Duplexsonographie zumindest als gleichwertig zur Phlebographie zu sehen.

Was ist die Photoplethysmographie?

Prinzip: Das Verfahren der Photoplethysmographie wurde in den 30er-Jahren von Hertzman und Molitor entwickelt. Veränderungen und Erweiterungen der ursprünglichen Methode führten zur heute gängigen digitalen Photoplethysmographie. Hinter dem komplizierten Namen verbirgt sich eine relativ einfache, schmerzlose und ungefährliche Methode der Venenuntersuchung mit Hilfe von Infrarotlicht.
Durchführung: Die Untersuchung wird am bequem sitzenden Patienten durchgeführt. Der Messkopf, ähnlich einer EKG-Sonde, wird 10 cm oberhalb des Innenknöchels auf dem Unterschenkel befestigt. Nun folgt eine 3-phasige Messung. Zunächst bestimmt das Gerät den Ausgangszustand, der in Abhängigkeit von Hautdicke, Umgebungstemperatur und Tageszeit schwanken kann. Dann wippt der Patient gemäß einem vorgegebenen Metronomtakt 8-mal mit dem Fuß im Sprunggelenk und entleert damit, so weit möglich, das Venengeflecht der Haut (Funktion der Muskelvenenpumpe). Nach dem Ende des Bewegungsprogrammes bleibt der Patient ruhig sitzen, und es wird die Zeit gemessen, in der sich das Venengeflecht wieder auffüllt (venöse Auffüllzeit). Ergibt sich eine krankhafte venöse Auffüllzeit von weniger als 25 Sekunden, muss die Messung mit dem sog. Tourniquet-Test wiederholt werden. Mit einem Tourniquet (starrer Gummischlauch) wird das oberflächliche Venensystem unterhalb des Knies komprimiert. Ergibt sich in der Messung mit Tourniquet eine längere, evtl. sogar normale venöse Auffüllzeit, spricht man von einer besserbaren Ve-

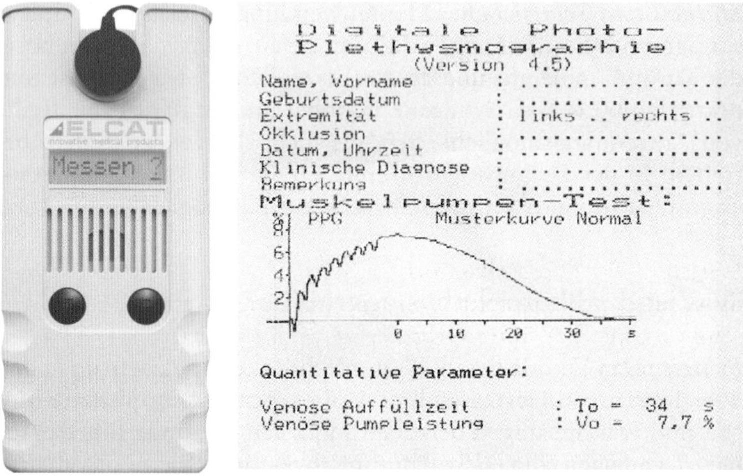

Abbildung 2.3: Mit der Photoplethysmographie wird die venöse Funktion überprüft. Sie erlaubt die Unterscheidung von Venengesunden und Venenkranken. Die Kurve zeigt die Zunahme der Lichtreflexion während des Bewegungsprogrammes und die anschließende Abnahme der Lichtreflexion bei zunehmender Füllung des Venenplexus (Bild: Elcat GmbH).

nenfunktionsstörung. Die Ursache dieser Venenfunktionsstörung ist im oberflächlichen Bereich des Beinvenensystems zu suchen. Ändern sich die Werte im Tourniquet-Test nicht, kann das verschiedene Gründe haben. Entweder liegt die Insuffizienz in einem tiefen Teil des Venensystems und kann durch Ausschaltung oberflächlicher Venen nicht verbessert werden (nicht-besserbare Veneninsuffizienz), oder die Messung wird durch methodische Fehler beeinflusst (fehlerhaftes Anlegen des Gummischlauches, mangelhafte Beweglichkeit im Sprunggelenk, ungenügende Kompression der oberflächlichen Venen), oder es liegen Klappendefekte in den Verbindungsvenen zwischen oberflächlichen und tiefen Beinvenen, den sog. Perforansvenen, vor.
Stärken und Schwächen: Die Photoplethysmographie ist einfach und schnell durchzuführen und für den Patienten ohne jedes Risiko. Allerdings ist sie auch sehr von dessen Kooperation abhän-

gig. Zudem können äußere Einflussfaktoren wie Raumtemperatur, einengende Kleidung, Hautveränderungen an Kontaktstelle der Messsonde, Bewegungsartefakte etc. das Messergebnis verändern.

Was ist die Phlebodynamometrie?

Prinzip: Die Phlebodynamometrie wird auch »blutige Venendruckmessung« genannt. Die Untersuchung ist jedoch weniger schlimm, als ihr Name vermuten lässt. Im Gegensatz zur Photoplethysmographie misst die »blutige Venendruckmessung« den Venendruck nicht indirekt durch die Haut, sondern direkt in der Vene. Dadurch werden Faktoren, die das Ergebnis verfälschen könnten (z. B. Hautdicke, Umgebungstemperatur etc.) ausgeschlossen.
Durchführung: Ähnlich wie bei einer Blutentnahme wird mit einer Kanüle eine Vene angestochen, allerdings nicht in der Ellenbeuge, sondern am Fußrücken. Mit Hilfe eines über einen Schlauch mit der Nadel verbundenen barometerähnlichen Gerätes wird zu 3 Zeitpunkten der Druck in der Vene gemessen. Zunächst wird der Ruhedruck gemessen, dann folgt genau wie bei der Photoplethysmographie ein bestimmtes Bewegungsprogramm, dass die Venenpumpe aktiviert. Im Anschluss an die Bewegung wird erneut der Venendruck gemessen und die Differenz zwischen »vorher« und »nachher« berechnet. Die Druckdifferenz gibt Auskunft über die Funktion der Muskelpumpe. Zum Schluss wird die Zeit berechnet, die nötig ist, bis der Ausgangsdruck wieder erreicht ist. Je schneller der Ausgangsdruck wieder erreicht wird, desto stärker ist die Vene geschädigt.
Stärken und Schwächen: Die Phlebodynamometrie ermöglicht eine quantitative Aussage über die Einschränkung der Venenfunktion. Ihre Bedeutung wurde in den letzten Jahren zunehmend durch die einfacher durchführbare Photoplethysmographie gemindert.

Was ist die Phlebographie?

Prinzip: Ähnlich wie bei der Duplexsonographie ist es mit Hilfe der Phlebographie möglich, eine direkte Abbildung der Venen zu erhalten. Die erste Phlebographie wurde 1923 von Berberich und Hirsch mit Strontiumbromid vorgenommen. Mit der Einführung neuerer und besser verträglicher Kontrastmittel gewann die Phlebographie zunehmend an Bedeutung.
Durchführung: Bei der Phlebographie wird Kontrastmittel in eine Vene am Fußrücken injiziert. Die Ausbreitung des Kontrastmittels wird über einen Röntgenschirm überwacht. Da bei der Phlebographie insbesondere die tiefen Venen von Interesse sind, bindet man die oberflächlichen Venen mit Hilfe einer Staubinde ab, so dass das Kontrastmittel sich dort nicht ausdehnen kann. Bestehen Verschlüsse oder Fehlbildungen des tiefen Venensystems, werden diese durch einen Abbruch der Kontrastmittelausbreitung sichtbar. Wenn die Duplexsonographie keine ausreichenden Informationen über den Venenverlauf bieten, benötigen Gefäßchirurgen vor einer Operation an den Venen eine Phlebographie.
Stärken und Schwächen: Leider ist die Phlebographie, auch wenn ihre Durchführung einfach klingt, nicht immer ganz ungefährlich. In seltenen Fällen kann es bei dem Vorliegen einer unentdeckten Allergie gegen das verwendete jodhaltige Kontrastmittel zu allergischen Reaktionen unterschiedlichen Schweregrads kommen. Diese können mitunter sogar lebensbedrohlich sein. Heute ist sie oft durch eine Duplexsonographie zu ersetzen.

Was ist die Venenverschlussplethysmographie?

Prinzip: Die plethysmographischen Messmethoden sind volumenmessende Untersuchungen, mit denen auf nicht-invasivem Wege eine quantitative Aussage über die venöse und arterielle Funktion möglich ist. Neben der Wasser- und der Luftplethsymographie hat sich im klinischen Alltag die Verschlussplethysmographie mit Quecksilberdehnungsmessstreifen (Strain Gauge-Plethysmographie) durchgesetzt. Sie kommen jedoch alle nur in Ausnahmefällen zum Einsatz. Bei der Strain Gauge-Plethysmographie kommt es bei einer Umfangsveränderung der Extremität zu einer Längenänderung des quecksilbergefüllten Dehnungsmessstreifens mit einer daraus resultierenden Spannungsänderung im elektrischen System. Aus der Umfangsänderung des umspannten Segments wird auf die Volumenänderung zurückgeschlossen. Im venösen Bereich sind so Messungen der venösen Kapazität und des venösen Abstroms möglich. Außerdem können die venöse Pumpfunktion, die venöse Wiederauffüllzeit, die Ruhedurchblutung, reaktive Hyperämie, der Druck und die kapilläre Filtation gemessen werden.

Durchführung: Bei der Untersuchung liegt der Patient in Rückenlage auf einer Liege mit verstellbarem Fußteil. Die Beine sind im Winkel von 45 Grad angehoben. Die Knie sind leicht gebeugt, um die Vene in der Kniekehle nicht zu komprimieren. Im Bereich der Oberschenkel werden Oberschenkelstaumanschetten angelegt, die über Luftschläuche mit dem Gerät verbunden sind. Im Bereich des größten Wadenumfangs werden Quecksilberdehnungsmessstreifen angelegt und ebenfalls mit dem Gerät verbunden. Der Oberschenkel wird nun über 3–5 Minuten mit einem Druck von 60–80 mmHg komprimiert, so dass der venöse Abstrom behindert ist und es zur Volumenzunahme im Bein kommt. Die maximale Volumenzunahme wird als venöse Kapazität bezeichnet. Nun werden die Staumanschetten schlagartig entleert, und es erfolgt im Normalfall ein rascher Abstrom des venösen Blutes. Bei krankhaften Veränderung der Venen (z. B. Verschlüssen, Verengungen) kommt es zu einer Verminderung der venösen Kapazität und des venösen Abstroms.

Stärken und Schwächen: Die Aussagefähigkeit im Unterschenkelbereich ist eingeschränkt. Fehlermöglichkeiten bieten sich in Abhängigkeit von der Außentemperatur und von der Lagerung.

Wofür braucht man eine Computertomographie und Magnet-Resonanz-Tomographie bei der Venendiagnostik?

Für spezielle Fragestellungen, insbesondere vor invasiven Eingriffen, kann es nötig sein, weitere, aufwändigere Untersuchungsverfahren durchzuführen, mit denen es möglich ist, Schichtaufnahmen des entsprechenden Bereichs anzufertigen. Bei vielen Patienten kursiert die Angst, für CT- und MRT-Aufnahmen in einer »geschlossenen Röhre« liegen zu müssen. Dank der fortschrittlichen Technik ist das heute nur noch selten notwendig. Die modernen CT- und MRT-Geräte sind meist offen.
Mit Hilfe der CT- oder MRT-Bilder lassen sich Raumforderungen (z. B. bei Tumorerkrankungen) sichtbar machen, die möglicherweise den Gefäßverlauf beeinträchtigen. Außerdem können Gefäßverschlüsse und atypische Venenverläufe gefunden werden.
Auch für eine CT- oder MRT-Untersuchung der Venen kann es notwendig sein, Kontrastmittel zu verabreichen. Hier gilt dann ebenso wie bei der Phlebographie, dass es im Falle einer noch unentdeckten Kontrastmittelallergie zu schweren lebensbedrohlichen Reaktionen kommen kann.

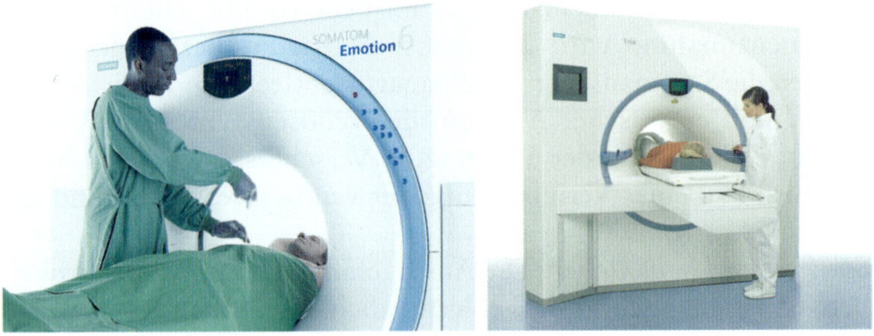

Abbildung 2.4: Die modernen CT- und MRT-Geräte sind in der Regel offen. Die Patienten brauchen sich nicht mehr vor »geschlossenen Röhren« zu fürchten. Während die CT-Aufnahmen mit Röntgenstrahlen gemacht werden, verwendet man zur Bilderstellung beim MRT Magnet»strahlung« (Bild: Siemens AG, Pressebild).

Mein Arzt möchte den Knöchel-Arm-Index bestimmen. Was verbirgt sich dahinter?

Die Bestimmung des Knöchel-Arm-Index *(Ankle Brachial Index, ABI)* ist eine einfache, ungefährliche und schmerzlose Methode, um einen Überblick zur peripheren arteriellen Durchblutungssituation zu bekommen. Es wird mit Hilfe einer herkömmlichen Blutdruckmanschette und einem Doppler-Gerät der systolische Blutdruck am Fußknöchel *(Arteria tibialis anterior/Arteria dorsalis pedis* bzw. *Arteria tibialis posterior)* und am Oberarm (*Arteria brachialis*) gemessen und daraus der Quotient gebildet. Ein Knöchel-Arm-Index in Ruhe von weniger als 0,9 ist mit einer Gefäßstenosierung von 50 % oder mehr assoziiert. Die Bestimmung des Knöchel-Arm-Index ist einfach und schnell durchzuführen und stellt einen verlässlichen Frühindikator für eine zunehmende Verschlusskrankheit der Beinarterien dar. Der Knöchel-Arm-Index ist zu bestimmen, um zu sehen, inwieweit auch Faktoren des arteriellen Systems an den vorhandenen Störungen (z. B. offenes Bein) beteiligt sind.

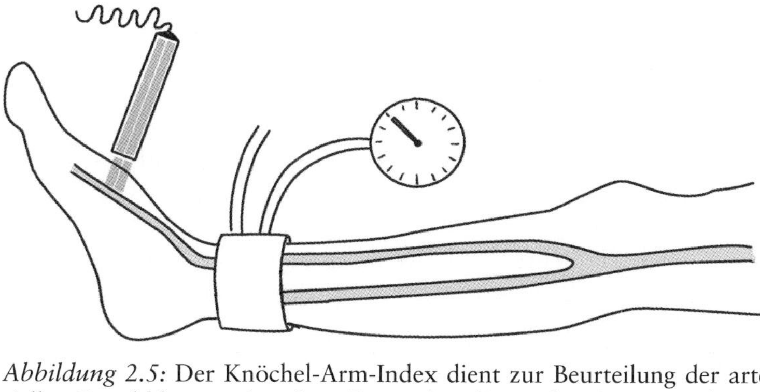

Abbildung 2.5: Der Knöchel-Arm-Index dient zur Beurteilung der arteriellen Durchblutungssituation. Es werden die an den Armen und Knöcheln gemessenen systolischen Blutdruckwerte zueinander in Relation gesetzt. Ein Wert von > 1,0 gilt als Normalbefund.

3 *Akute Venenkrankheiten*

Welche akuten Venenkrankheiten gibt es?
Fragen zu Entstehung, Symptomen und Therapie von akuten Venenkrankheiten (weiterführende Informationen zur Therapie & Prophylaxe in Kapitel 5 und 6)

Welche Venenleiden rechnet man zu den akuten Venenleiden?

Unter dem Begriff der akuten Venenkrankheiten werden oberflächliche Venenentzündungen (Thrombophlebitiden) und der Verschluss einer tiefen Beinvene (Phlebothrombose) zusammengefasst. Während bei der oberflächlichen Venenentzündung die Zeichen einer Entzündung mit Schmerzen und Überwärmung im Vordergrund stehen, ist bei der Phlebothrombose die Bildung eines Blutgerinnsels wesentlich.

Was ist eine oberflächliche Venenentzündung *(Thrombophlebitis superficialis)*?

Eine Thrombophlebitis bezeichnet entzündliche Veränderungen oberflächlicher Venen, die häufig mit der Ausbildung eines Gefäßverschlusses einhergehen.
Man unterscheidet bei den Thrombophlebitiden 4 Gruppen:
Die *Thrombophlebitis vulgaris superficialis* entsteht nach einer mechanischen oder chemischen Reizung der Venenwand (durch Katheter, Infusionslösungen, injizierte Medikamente) oder im

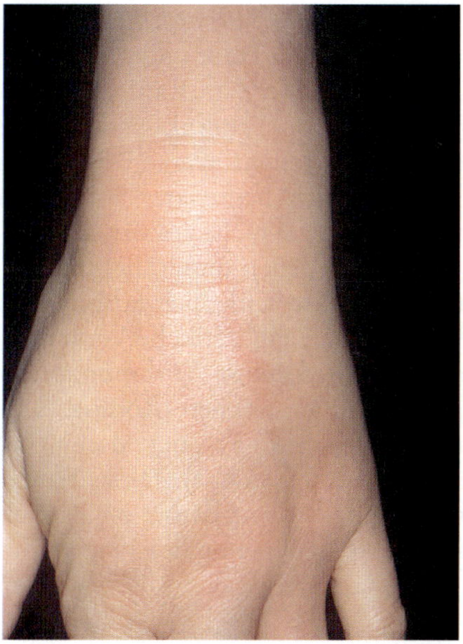

Abbildung 3.1: Bei einer oberflächlichen Venenentzündung (Thrombophlebitis) sieht man häufig eine Rötung und Schwellung des betroffenen Bereichs. Nach einigen Tagen kommt es zur Ausbildung eines druckschmerzhaften, derben Stranges im Venenverlauf.

Rahmen bakterieller Infektionen und bösartiger Erkrankungen, kann aber in seltenen Fällen auch in auf den ersten Blick nicht veränderten oberflächlichen Venen auftreten. Meist kommt es nach einer anfänglichen Rötung mit umgebender Schwellung nach einigen Tagen zur Ausbildung eines druckschmerzhaften, derben Stranges im Venenverlauf.

Die *Varikophlebitis* tritt insbesondere im höheren Lebensalter wesentlich häufiger auf. Hier ist der thrombotische Prozess in einer Krampfader, meist in der *Vena saphena magna* des Kniebereichs oder ihrer Seitenäste lokalisiert. Die klinischen Symptome sind ähnlich wie bei der *Thrombophlebitis vulgaris superficialis*, können aber wesentlich stärker ausgeprägt sein. Im Verlauf können sich entzündliche Prozesse oder Gefäßverschlüsse aufpfropfen.

Die *Thrombophlebitis saltans*, die »springende« Thrombophlebitis, läuft im Bereich von in der Haut und unter der Haut gelegenen Venen ab. Sie tritt insbesondere im Rahmen von Bindegewebserkrankungen und bösartigen Erkrankungen auf. Klinisch findet sich eine kurzstreckige, streifenförmige Rötung mit Schmerzhaftigkeit und leichter, örtlich begrenzter Schwellung. Das Allgemeinbefinden ist in der Regel nicht gestört. Zwar kommt es meist innerhalb von wenigen Wochen ohne Therapie zur Rückbildung, doch treten nach einer unterschiedlich langen erscheinungsfreien Zeit an anderer Stelle neue entzündliche Veränderungen auf.
Die *oberflächliche strangförmige Thrombophlebitis* zeigt meist keine typischen Entzündungszeichen (Rötung, Schwellung, Überwärmung, Schmerzhaftigkeit), ist aber als ein harter, unter der Haut gelegener Venenstrang tastbar. Diese Form der oberflächlichen Venenentzündung kommt häufig im Bereich der seitlichen Brustwand und am Arm, seltener an den Fingern und am Penis vor.

Ist eine oberflächliche Venenentzündung gefährlich?

Die Hauptgefahr der oberflächlichen Venenentzündung ist die Ausweitung des entzündlichen Geschehens auf das tiefe Venensystem. Sollte es nämlich dazu kommen, besteht die Gefahr der Entwicklung einer tiefen Venenthrombose mit all ihren Komplikationen (Lungenembolie etc.). Als Spätschäden können bei einer komplikationslosen oberflächlichen Venenentzündung die Venenklappen in der Funktion gestört oder völlig zerstört werden.

Wie wird eine oberflächliche Venenentzündung behandelt?

Während noch 1925 strenge Bettruhe über 6 Wochen empfohlen wurde, ist Bettruhe heute nicht mehr angezeigt. Bei Bettruhe besteht die Gefahr, dass die Entzündung über die Perforansvenen in die tiefen Venen weitergeleitet wird. In der Folge könnten sich dann Gerinnsel bilden und zu einer Beinvenenthrombose führen. Dem Patienten wird empfohlen, sich viel zu bewegen und Kompressionsverbände anzulegen. Zusätzlich können schmerz- und entzündungsstillende Medikamente sinnvoll sein.

Was kann ich tun, um weitere Venenentzündungen zu vermeiden?

Besonders wichtig zur Vorbeugung von oberflächlichen Venenentzündung ist viel Bewegung. Außerdem kann es sinnvoll sein, bestehende oberflächliche Krampfadern frühzeitig zu veröden oder chirurgisch zu behandeln.

Was ist eine tiefe Venenthrombose?

Die tiefe Venenthrombose tritt besonders häufig in den unteren, seltener auch in den oberen Gliedmaßen auf. Sie ist ein schwerwiegendes Krankheitsbild, das infolge seiner Komplikationen (z. B. Lungenembolie) auch tödlich verlaufen kann und einer dringenden Behandlung bedarf. Bei der tiefen Venenthrombose kommt es zur Bildung eines Gerinnsels (Thrombus) in den Beinvenen, das das Gefäß teilweise oder vollständig verschließt und damit den venösen Rückstrom stört. Bildet sich ein solcher Gefäßverschluss langsam aus, sucht sich das Blut alternative Wege, und es treten eventuell keine oder erst spät Symptome auf. Kommt es jedoch plötzlich zum Gefäßverschluss, sieht man die klassischen Symptome der akuten Venenthrombose.

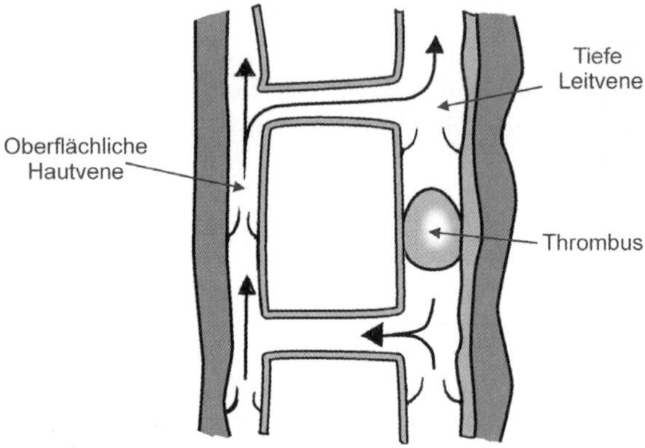

Abbildung 3.2: Im tiefen Venensystem hat sich ein Gerinnsel (Thrombus) gebildet. Das Blut kann nicht passieren und wird in die oberflächlichen Venen »umgeleitet«. Diese dehnen sich aus. Durch den Thrombus werden die Klappen in den Venen geschädigt.

Wie entsteht eine Thrombose?

Für die Gerinnselbildung sind verschiedene Faktoren verantwortlich, die nach dem deutschen Pathologen Virchow als Virchow'sche Trias bezeichnet werden.

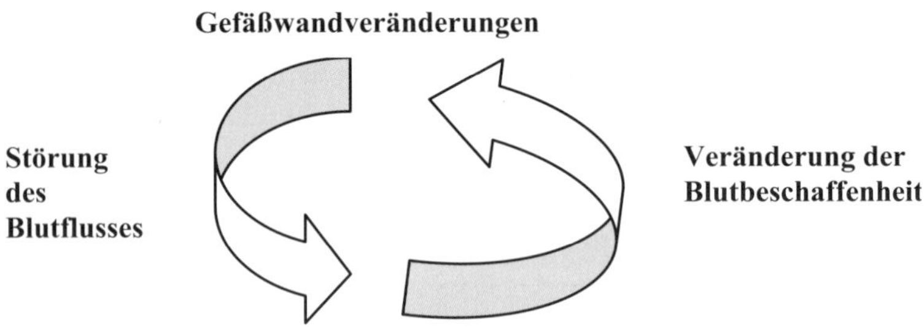

Abbildung 3.3: Die Virchow Trias besteht aus den 3 Faktoren, die in ihrem Zusammenspiel Ursache für die Entstehung eines Blutgerinnsels (Thrombus) im Gefäß sind.

Tabelle 3.1: Ursachen für die einzelnen Faktoren der Virchow Trias.

Verlangsamung der venösen Rückflussgeschwindigkeit durch

- Bettlägerigkeit
- Ruhigstellung des Beines (nach Unfall oder Operation, Gipsverband)
- Stromhindernis im Gefäß (z. B. durch eine Geschwulst)
- langes Sitzen mit angewinkeltem Bein (Flug-, Bahnreisen, Autofahrten)
- lokale/allgemeine Wärmezufuhr (Heizkissen, Fuß- oder Vollbad, Sonnenbad)
- verminderte Pumpkraft des Herzens (Herzinsuffizienz)
- Vernarbung der Gefäßwand nach bereits abgelaufener tiefer Venenthrombose
- Bewegungsmangel oder gestörte Beweglichkeit des Sprunggelenks (mangelhafte Funktion der Wadenmuskelpumpe)

Veränderungen der Blutbeschaffenheit durch

- Verschiebung der Relation flüssiger (Blutplasma mit Eiweißstoffen und Gerinnungssystem) und fester Blutbestandteile (rote und weiße Blutkörperchen)
- Störung des Gerinnungssystems bei angeborenen oder erworbenen Mangelzuständen an Antithrombin III, Protein C und S (diese Eiweiße verhindern beim Gesunden eine Gerinnung des Blutes im Gefäß)
- Mutation von Thrombophilie-Faktoren (z. B. Faktor V-Leiden-Mutation)
- Störung des Fibrinolysesystems (sorgt bei Gesunden für die Auflösung von im Gefäß entstandenen Blutgerinnseln)
- übermäßige Anzahl der Blutplättchen, weißen oder roten Blutkörperchen
- bösartige Geschwülste können Stoffe produzieren, die das Gerinnungssystem durcheinander bringen
- Medikamente (z. B. Antibabypille, Kortisonpräparate)

Venenwandschädigungen durch

- Verletzungen (Unfälle, Operationen, Infektionen)
- durchgemachte Venenthrombosen
- Entzündungsprozesse im Gefäß bzw. an der Gefäßwand
- chronische Venenstauung
- Einengung des Gefäßlumens (von innen durch Narbe, von außen durch Geschwülste o. ä.)
- Bestrahlung

Eine Verlangsamung des venösen Blutflusses, die Veränderung der Blutbeschaffenheit und eine Venenwandschädigung begünstigen die Entstehung eines Blutgerinnsels in einer Vene. In der Regel müssen mehrere Faktoren zusammenkommen, um einen Gefäßverschluss auszulösen. Dabei kann jedoch das Gewicht und die Bedeutung der einzelnen Faktoren von Fall zu Fall variieren.

Wann habe ich ein erhöhtes Risiko, eine Thrombose zu entwickeln?

Neben den in der Tabelle aufgeführten Situationen, die als Bestandteil der Virchow-Trias die Entstehung einer Thrombose begünstigen, steigt das Risiko bei Personen,

- die selbst bereits eine Thrombose gehabt haben oder in deren Familie Thrombosen aufgetreten sind.
- die eine Anti-Baby-Pille einnehmen, insbesondere dann, wenn sie Raucherinnen sind.
- die älter als 40 Jahre sind.
- die Krampfadern haben und damit zu Venenentzündungen neigen, in deren Folge sich eine Thrombose entwickeln kann.
- die an einem aktiven bösartigen Tumor leiden.

Welche Rolle spielt die Pille bei der Entstehung der tiefen Venenthrombose?

Die Rolle der Pille in der Entstehung der tiefen Beinvenenthrombose wird seit vielen Jahren sehr intensiv und kontrovers diskutiert. Aktuelle Studienergebnisse erlauben die unbestrittene Aussage, dass das relative Risiko, eine tiefe Beinvenenthrombose zu entwickeln, unter der Einnahme der Pille um den Faktor 2–4 erhöht ist. Besonders gefährdet sind Frauen, die zusätzliche Risikofaktoren aufweisen. Offenbar ist die Kombination aus Pille und Rauchen besonders risikoreich.

Welche Beschwerden sind verdächtig für das Vorliegen einer tiefen Venenthrombose? Wie bemerke ich eine tiefe Venenthrombose?

Die Art und das Ausmaß der Beschwerden ist stark abhängig von der Ausgangssituation, in der die tiefe Venenthrombose auftritt. Patienten, die bereits längere Zeit bettlägerig sind, haben anfänglich oft nur geringe oder gar keine Beschwerden. Oft fühlen sie lediglich ein leichtes Ziehen in der Wade. Eine Schwellung tritt aufgrund der hämodynamischen Verhältnisse (fehlende schwerkraftbedingte Drucksteigerung in den Venen) im Liegen eher nicht auf. So kann es passieren, dass bei diesen Patienten, insbesondere dann, wenn das betroffene Bein zusätzlich im Verband oder Gips »versteckt« liegt, die Anfangsstadien einer Thrombose übersehen werden. Nicht selten tritt in der Folge scheinbar aus »heiterem Himmel« eine Lungenembolie auf.
Bei mobilen Patienten tritt eine tiefe Venenthrombose in der Regel nach langem Sitzen mit angewinkelten Beinen (z. B. bei Langstreckenflügen), nach Operationen usw. auf (siehe Tabelle 3.1). Solche Patienten geben anfänglich typischerweise spontan auftretende Schmerzen im Bereich der Wade und/oder des Oberschenkels beim Stehen oder Sitzen an, die sich gelegentlich beim Gehen bessern. Oft treten die ersten Beschwerden in der Nacht auf und sind von einem anhaltenden Wadenkrampf begleitet. Hinzu kommt im Verlauf eine Schwellung und eine rötlich-bläuliche Verfärbung der Haut des betroffenen Bereichs, die Muskulatur ist häufig hart und gespannt. Außerdem können eine leichte Temperaturerhöhung und eine Beschleunigung der Herzfrequenz (Puls steigt) vorkommen.

Wie wird eine tiefe Venenthrombose diagnostiziert?

Zum einen gibt es eine Reihe klinischer Zeichen, die die Schmerzempfindlichkeit der Fußsohle und der Wade des betroffenen Beins testen und auf eine tiefe Venenthrombose hinweisen können, aber

allein nicht ausreichen, um die Diagnose zu sichern. Eine besondere Bedeutung kommt der Umfangsvermehrung des betroffenen Beins zu. Beträgt der Umfangsunterschied zwischen gesundem und kranken Bein mehr als 2 cm, ist das als Hinweis auf eine Thrombose zu werten.
Letztlich ist auf die Anwendung apparativer Untersuchungsmethoden nicht zu verzichten, um den klinischen Verdacht zu bestätigen. Hier kommt in erster Linie die Duplex-Sonographie zur Anwendung. Nur noch selten ist eine Phlebographie notwendig.
Zusätzlich hat in den letzten Jahren die Untersuchung von sog. D-Dimeren im Blut an Bedeutung zugenommen. D-Dimere entstehen im Körper an allen Stellen, an denen das Gerinnungssystem aktiviert wird, d. h. auch im Rahmen von Wundheilungsreaktionen, Infektionen, chronische Krankheiten und Tumoren. Daher ist es nicht möglich von einer Erhöhung der D-Dimere auf eine Thrombose zu schließen. Es kann lediglich bei Normalwerten der D-Dimere eine Thrombose mit hoher Wahrscheinlichkeit ausgeschlossen werden.

Wie wird eine tiefe Venenthrombose im akuten Stadium behandelt?

Die Behandlung der tiefen Venenthrombose kann sowohl ambulant als auch stationär erfolgen. Ziel der Behandlung einer tiefen Venenthrombose ist es, das Risiko für Komplikationen, Rezidive und Spätfolgen weitgehend zu vermindern. Dazu wäre es am einfachsten, den Thrombus aus dem Gefäß zu entfernen (Thrombektomie) oder ihn aufzulösen (Thrombolyse). Da beide Verfahren jedoch mit einer Vielzahl von Risiken behaftet sind, ist die Indikation streng zu stellen und müssen Risiko und Nutzen sorgfältig gegeneinander abgewogen werden. Noch in der Erprobung befinden sich weniger nebenwirkungsarme Verfahren, die den Thrombus mit Hilfe von Ultraschallwellen auflösen (Ultraschall-Katheter).

Als gut durch umfangreiche Studien gesicherter Standard gilt eine Therapie mit sog. Antikoagulantien (z. B. Heparin, Hydroxycumarine), um ein Fortschreiten oder ein Wiederauftreten der Thrombose zu verhindern. Sollte eine solche Therapie nicht möglich sein, kann überlegt werden, einen sog. Cava-Schirm in die große untere Hohlvene zu implantieren, der verhindern soll, dass abgesprengte Gerinnsel vom Thrombus in den Beinvenen in die Lunge gelangen und dort zur Lungenembolie führen. Aufgrund der damit verbundenen Komplikationen und Risiken wird ein Cava-Schirm (→ Therapie, Cava-Schirm) nur in ausgewählten Fällen verwendet.
Allen Patienten wird eine konsequente Kompressionstherapie (Kompressionsstrümpfe, -verbände) empfohlen. Liegt die Thrombose im Bereich der Oberschenkel- oder Beckenvenen kann es sinnvoll sein, dass der Patient für einige Zeit Bettruhe einhält. Meist ist es aber wie auch bei Thrombosen im Unterschenkelbereich sinnvoller, dass er sich bewegt. Außerdem kann es über einen kurzen Zeitraum hilfreich sein, die akuten Schmerzen mit Schmerzmitteln, die keinen Einfluss auf das Blutgerinnungssystem haben, zu lindern.
Größere sportliche Anstrengungen, Saunabesuche, Massagen und Ähnliches sind in der Zeit der Behandlung zu unterlassen.

Was passiert nach der akuten Phase?

Die eingeleitete Therapie mit Antikoagulantien sollte für mindestens 3–6 Monate, in besonderen Fällen auch länger (ca. 1 Jahr) fortgesetzt werden. Ist bereits wiederholt eine Thrombose aufgetreten oder liegt eine angeborene oder erworbene Thromboseneigung vor, ist die Therapie langfristig über Jahre fortzusetzen.
Die Kompressionstherapie sollte zunächst über 6 Monate durchgeführt werden. Nach einer Kontrolluntersuchung wird die Behandlung eventuell über weitere 2 Jahre bis zur nächsten Kontrolluntersuchung verlängert.

Welche Komplikationen können im Gefolge einer Thrombose auftreten?

Wie sich eine Beinvenenthrombose entwickelt, ist nicht vorherzusagen. In manchen Fällen löst sich der Thrombus von allein auf, und es entstehen keine Folgeschäden. Die Mehrzahl der Patienten mit einer Thrombose haben jedoch nicht rückgängig zu machende Spätschäden (postthrombotisches Syndrom) im betroffenen Bein. Die schwerste und in der Regel akut auftretende Komplikation, die unabhängig von der Art der Entwicklung der Thrombose am Bein auftreten kann, ist die Lungenembolie.

Was ist eine Lungenembolie?

Die Lungenembolie ist die schwerwiegendste Komplikation, die in Folge einer Thrombose auftreten kann. Von dem in den Venen der Gliedmaßen entstandenen Gerinnsel wird ein Teil bis in die Lungenarterien verschleppt und führt dort ebenfalls zu einem Verschluss. Insbesondere in den frühen Stadien der Venenthrombose haftet das Gerinnsel nur schwach an der Venenwand und kann leicht ganz oder teilweise durch abrupte Druckänderungen abgelöst werden. Die Schwere der Symptome hängt dabei von der Größe des verschleppten Gerinnsels und dem ausgefallenen Versorgungsgebiet der Lunge ab. Wird nur eine kleine, im Randbereich liegende Arterie verstopft, treten oft gar keine oder nur leichte Symptome (z. B. Husten, Brustschmerzen) auf. Meist bleibt eine solche Lungenembolie unentdeckt und heilt folgenlos wieder ab. Sind aber größere, zentraler gelegene Gefäße betroffen, findet man plötzliche Atemnot, eine beschleunigte Atemfrequenz und starke Brustschmerzen, die eventuell mit allgemeinem Unwohlsein und Fieber verbunden sein können. Es kann jedoch auch zum Schock mit Bewusstlosigkeit und Kreislaufstillstand kommen, welcher unbehandelt in kürzester Zeit zum Tode führen kann. Die Lungenembolie ist trotz der mittlerweile immer weiter verbesserten Diagnostik noch eine der häufigsten Todesursachen in

Deutschland. Neben den als Todesursache bekannt gewordenen Lungenembolien muss mit einer hohen Dunkelziffer gerechnet werden, bei denen die Lungenembolie aufgrund der abnehmenden Zahl von Leichenöffnungen (Sektionen) unerkannt bleibt.

Was ist das postthrombotische Syndrom?

Als postthrombotisches Syndrom bezeichnet man eine Reihe von Symptomen und irreparablen Schädigungen, die nach einer Thrombose der tiefen Bein- und Beckenvenen bestehen bleiben oder sich im Laufe der Zeit entwickeln. Es kommt zu Verfärbungen (Pigmentation) der Haut, Verschwielung und Verhärtung des Unterhautgewebes und zu Entzündungen (Ekzem). Die normale Hauterneuerung (Regeneration) ist beeinträchtigt, und es kommt zur Ausdünnung der Haut, die verletzlicher und reizbarer wird als am restlichen Körper. So können banale Hautverletzungen (Kratzeffekte, Insektenstiche etc.) in diesem Bereich im schlimmsten Fall zum offenen Bein führen.

Tabelle 3.2: Veränderungen des Postthrombotischen Syndroms in Stadien.

Stadium	Typische krankhafte Veränderungen
I	Schwellungsneigung ohne Verhärtung und Vernarbung des Gewebes
II	mit Verhärtungen der Haut und des Unterhautgewebes (Dermatoliposklerose)
III	Verhärtung und Vernarbung der Haut, des Subkutangewebes und umschriebener Areale der bindegewebigen Muskelhülle (*Dermatolipofasziosklerosis regionalis*)
IV	Verhärtung und Vernarbung der Haut, des Subkutangewebes und der bindegewebigen Muskelhülle zirkulär am Unterschenkel mit ausgedehnten, manchmal auch zirkulären Unterschenkelgeschwüren (»offenes Bein«)

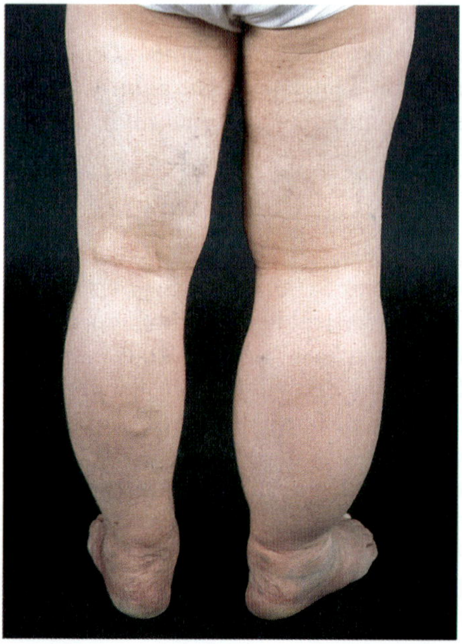

Abbildung 3.4: Durch die im Rahmen der Thrombose entstandenen Gefäßschädigungen im tiefen Venensystem und die resultierenden Störungen im oberflächlichen Venensystem ist der venöse Rückstrom verändert. Es kommt in den Folgemonaten und -jahren ohne Therapie zur Ausbildung von Haut- und Gewebeschäden.

Das postthrombotische Syndrom ist bedingt durch die Abflussbehinderungen im Bereich der thrombotisch geschädigten Venenabschnitte und/oder Schädigung des Klappenapparates. Das Krankheitsbild ist vielgestaltig und reicht von einer diskreten Schwellungsneigung bis hin zu Ulzerationen am Unterschenkel (»offenes Bein«). Das Krankheitsbild kann gemäß einer Klassifikation nach Hach in 4 Stadien geteilt werden (s. Tabelle 3.2).
Hinweise auf die Diagnose des postthrombotischen Syndroms ergeben sich meist aus der Krankengeschichte (vorausgegangene Thrombose, beständige Schwellungsneigung nach einer Verletzung oder Operation). Zudem sind apparative Untersuchungen

(dopplersonographische Untersuchungen, Duplexsonographie, Lichtreflexionsrheographie und Venenverschlussplethysmographie, eventuell Phlebodynamometrie, in seltenen Fällen auch Phlebographie) zur Diagnosesicherung notwendig.

Was kann ich gegen das postthrombotische Syndrom tun?

Die Kompressionstherapie ist die Basisbehandlung jeder chronischen venösen Stauung. Sie führt zur Reduktion des Ödems, zum Anstieg der Strömungsgeschwindigkeit und Verbesserung der venösen Pumpfunktionen.
Eine medikamentöse Therapie mit sog. Venenmitteln (Ödemprotektiva und venenstärkende Medikamente) kann durchaus sinnvoll sein und sollte mit den behandelnden Phlebologen besprochen werden. Diuretika (»Wassertabletten«) sind nur kurzfristig im Rahmen einer Entstauungsbehandlung einzusetzen. Zusätzlich können physikalische Maßnahmen (Venengymnastik, Bewegungstherapie, Kaltwasseranwendungen, Lymphdrainage) zur Anwendung kommen.
Von Bedeutung sind außerdem entsprechende Verhaltensweisen der Patienten. Längeres Stehen, einengende Kleidung und Überwärmung der Beine sollte vermieden werden. Stattdessen ist es sinnvoll, die Beine hoch zu lagern und sich viel zu bewegen.

Was kann ich tun, um einer tiefen Venenthrombose vorzubeugen?

Prophylaxe ist insbesondere für Personen, die durch eine Operation, Bettlägerigkeit, langes Sitzen (Autofahrten, Flugreisen etc.) oder Veranlagung besonders gefährdet sind, eine Thrombose zu entwickeln, sinnvoll. Nach einer Operation oder bei längerer Ruhigstellung der Beine (Bettlägerigkeit, Gipsbehandlung etc.) werden im Allgemeinen Heparininjektionen empfohlen, um die Bildung eines Gerinnsels zu verhindern. Zusätzlich kann auch bei Bettlägerigkeit Gymnastik durchgeführt werden, um das Risiko zu mindern. Empfohlen wird außerdem das Tragen von Kompressionsstrümpfen. Personen mit Krampfadern oder solche, in deren Familie schon häufiger Thrombosen auftraten, sollten bei längerem Sitzen (Auto-/Flugreisen) Kompressionsstrümpfe tragen. Personen ohne erhöhtes Risiko können bei längerem Sitzen im Auto, Bus, Zug oder Flugzeug sog. Reisestrümpfe tragen (→ Prophylaxe).

Ich habe gehört, dass Thrombosen gehäuft bei Patienten mit bösartigen Tumoren auftreten. Wie wahrscheinlich ist es, dass sich hinter einer Thrombose ein bösartiger Tumor versteckt?

Es ist richtig, dass Patienten mit bösartigen Erkrankungen häufiger Thrombosen haben als Patienten ohne maligne Erkrankung. Daher ist eine orientierende Tumorsuche empfohlen, wenn keine plausible Ursache (z. B. vorausgehende Operation, Defekte des Gerinnungssystems, Bettlägerigkeit) für das Entstehen der Thrombose gefunden werden kann. Über die Notwendigkeit und das Ausmaß einer routinemäßigen Tumorsuche gehen die Meinungen auseinander.

Kann eine tiefe Venenthrombose auch an den Armvenen auftreten?

Eine Thrombose der tiefen Venen des Armes kommt im Vergleich zur tiefen Beinvenenthrombose nur sehr selten vor (Verhältnis 2:100). Meist tritt eine Armvenenthrombose als Folge übermäßiger, ungewohnter körperlicher Belastung auf. Weiterhin kommen als Ursachen Gefäßkompressionen (z. B. durch Tumore, Metastasen, Missbildungen im Gefäßverlauf), zentralvenöse Katheter und Dauerimplantate, Bestrahlung mit Röntgenstrahlen, wiederholte Infektionen von Venenverweilkanüle, Gefäßreizung durch intravenös injizierte (Spritze) oder infundierte (Tropf) Medikamente,

Schlüsselbeinbruch und angeborene oder erworbene Gerinnungsstörungen mit Thromboseneigung in Betracht.
Die Symptome der tiefen Armvenenthrombose sind dieselben wie bei der tiefen Beinvenenthrombose. Der Krankheitsbeginn ist in der Regel akut und wird von schmerzhafter Armschwellung, livider Verfärbung und vermehrter Venenzeichnung, vor allem im Schulterbereich, gekennzeichnet. Es ist häufig von Gefühlsstörungen (Parästhesien) und Muskelschwäche begleitet. In einigen Fällen können infolge des Rückstaues auch Gesichtsschwellungen sowie zunehmende Atemnot auftreten.

Wie wird eine Thrombose der Armvenen diagnostiziert und behandelt?

Differenzialdiagnostisch sind bei der akut auftretenden Armvenenthrombose ein Lymphödem und eine arterielle Embolie auszuschließen. Dazu werden eine Duplexsonographie und eventuell auch eine Armvenen-Phlebographie (Kontrastmitteldarstellung der Armvenen) oder ein CT durchgeführt.
Die Therapie verläuft ähnlich wie bei der tiefen Beinvenenthrombose und soll das Auftreten einer Lungenembolie und eines postthrombotischen Syndroms verhindern bzw. mindern. Der Arm sollte dazu in den ersten Tagen unter Gabe von Antikoagulantien (intravenöse Heparingabe und überlappende Marcumartherapie über mindestens 3–6 Monate) mit einem Kompressionsverband versorgt hoch gelagert werden. Die Dauer der Kompressionstherapie richtet sich dabei nach der individuellen Schwellungsneigung. Nur selten werden eine Lysetherapie oder eine operative Thrombusentfernung (Thrombektomie) durchgeführt (→ Therapie Beinvenenthrombose). Kontraindikationen für ein operatives Vorgehen sind ein schlechter Allgemeinzustand des Patienten, Thrombosen, die durch Kompression durch einen Tumor oder im Gefäß liegende Dauerimplantate entstehen, oder Thrombosen, die älter als 14 Tage und damit bereits organisiert und mit der Gefäßwand verwachsen sind.

4 Chronische Venenkrankheiten

Welche chronischen Venenkrankheiten gibt es? Fragen zu Entstehung, Symptomen und Therapie (weiterführende Informationen zur Therapie & Prophylaxe in Kapitel 5 und 6) von chronischen Venenkrankheiten

4.1 Was sollte man über Krampfadern wissen? Fragen zu Krampfadern

Was sind Krampfadern (Varizen)? Wie entstehen sie?

Der Name Krampfader ist irreführend. Ihr Name kommt nicht etwa vom Wort »Krampf«, sondern ist abgeleitet vom mittelhochdeutschen Wort »Krumpader«, was so viel heißt wie krumme, geschlängelte Ader. Krampfadern sind krankhafte, permanente Erweiterungen größerer Venen mit Schlängelungen und Knotenbildung. Sie gehören zu den häufigsten Erkrankungen in den Wohlstandsländern. Zur Ursache der Varizen gibt es zwei wesentliche Theorien. Einerseits geht man davon aus, dass eine Schädigung oder ein Fehlen von Venenklappen zur Entstehung der Varizen von oben nach unten führt, andererseits werden Veränderungen der Venenwand diskutiert, die eine Varizenentstehung an mehreren Stellen fördern. Je nach Art und Lokalisation der Krampfadern spielen beide Mechanismen eine unterschiedlich stark ausgeprägte Rolle.

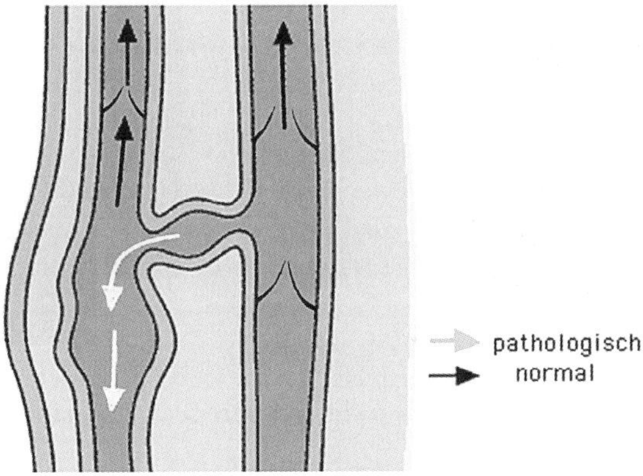

Abbildung 4.1: Krampfadern entstehen durch eine Störung des venösen Rückflusses. Normalerweise fließt das Blut aus den oberflächlichen Beinvenen herzwärts gerichtet in die tiefen Beinvenen. In den erweiterten Krampfadern findet sich eine Flussumkehr entgegen der normalen Stromrichtung.

Gibt es Risikofaktoren für die Entwicklung von Krampfadern?

Es werden verschiedenste Faktoren angeschuldigt, die Varizenentstehung zu begünstigen. Dazu gehören eine familiäre Vorbelastung (Disposition), langes Stehen und Sitzen im Beruf, Schwangerschaft, Übergewicht u.ä. Verschiedenste dazu durchgeführte Studien kamen zu unterschiedlichsten und z.T. widersprüchlichen Ergebnissen. Letztlich konnte jedoch für keinen dieser Faktoren ein eindeutiger kausaler Zusammenhang bewiesen werden.

Welche Formen von Krampfadern gibt es?

Man unterscheidet bei der Varikose 5 verschiedene Formen:
Bei der *Stammvarikose* sind die großen oberflächlichen Venen des Unterhautfettgewebes der Beine *(Vena saphena magna* und *parva*)

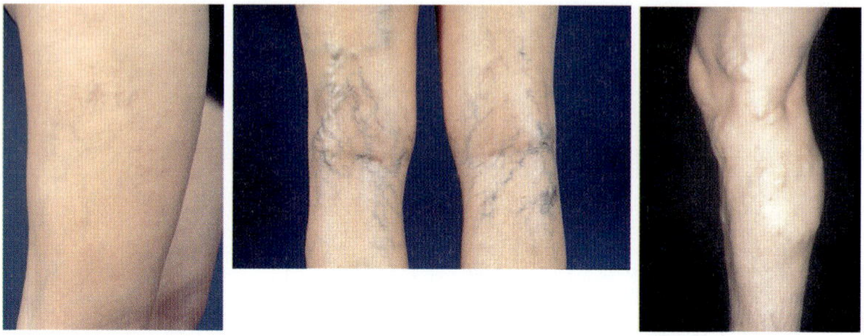

Abbildung 4.2: Klinische Beispiele für die oben beschriebenen Formen der Varikose. Von links nach rechts Besenreiser, retikuläre Varizen und Stammvarizen.

krankhaft verändert und aufgeweitet. Bei der *Seitenastvarikose* zeigen sich entsprechende Veränderungen an den Seitenästen der großen Stammgefäße in den Beinen. Von der *Perforansvarikose* sind die Perforansvenen, die das oberflächliche und das tiefe Venensystem verbinden, betroffen, wenn ihre Klappen insuffizient werden. Bei den sog. *retikulären Varizen* handelt es sich um 3–5 mm kleine, netzförmig angeordnete Krampfadern, die insbesondere bei Frauen mittleren Alters an den Außenseiten des Ober- und Unterschenkels auftreten. *Besenreiser* nennt man winzige, in der obersten Hautschicht verlaufende, sich oft fächerförmig ausbreitende Äderchen. Sie treten nicht selten unabhängig von anderen Krampfadern auf und sind dann eher ein kosmetisches als ein medizinisches Problem. Bisweilen sind sie jedoch ein wichtiger Hinweis auf ein zugrunde liegendes, medizinisch relevantes Venenleiden.

Mein Arzt hat von einer venösen Insuffizienz Grad II nach Hach gesprochen. Was meint er damit?

Die Hach-Klassifikation bezieht sich auf die Stammvarikose. Krampfadern der *Vena saphena magna* werden entsprechend der Länge des Rückflusses (Reflux) in 4 Stadien, die der *Vena saphena parva* in 3 Stadien geteilt.

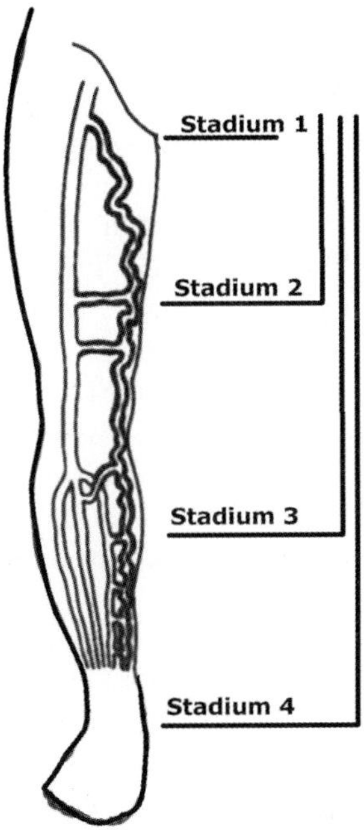

Abbildung 4.3: Stadien der Hach-Klassifikation in der *Vena saphena magna*. Je höher das Stadium ist, desto länger ist der Reflux in der oberflächlichen Vene.

Tabelle 4.1: Hach-Klassifikation des Refluxes in den oberflächlichen Beinvenen.

Hach-Klassifikation der *Vena saphena magna*	Hach-Klassifikation der *Vena saphena parva*
I: Reflux im Bereich d. Leistenregion	I: Reflux im Bereich d. Knieregion
II: Reflux Leiste bis Oberschenkel	II: Reflux vom Knie bis Mitte der Wade
III: Reflux Leiste bis Unterschenkel	III: Reflux vom Knie bis zum Knöchel
IV: Reflux Leiste bis Fuß	

Welche Beschwerden können Krampfadern verursachen?

Krampfadern sind oft nicht nur kosmetisch störend, sondern können aufgrund des gestörten Blutflusses auch Beschwerden bereiten. In den krankhaft veränderten Venen staut sich das Blut und führt zur Druckerhöhung. In der Folge erweitern sich die Venen, und die noch funktionsfähigen Venenklappen werden geschädigt. Ohne Behandlung kommt es zu einer fortschreitenden Verschlechterung des Zustandes, zu Schweregefühl, Unterschenkelschwellungen (Ödeme), nächtlichen Wadenkrämpfen. Zusätzlich ist das Thromboserisiko erhöht. Bei langer Bestandsdauer kann es zu Hautveränderungen (bräunliche Verfärbungen, Verhärtungen) und Beingeschwüren kommen (*Ulcus cruris*, offenes Bein).

Sind Krampfadern gefährlich?

Ausgedehnte Krampfadern können bedrohlich aussehen. Wenn sie sich entzünden, können sie heftige Schmerzen verursachen. Ihre Entwicklung ist nicht immer genau vorherzusehen. Es gibt Patienten, bei denen über viele Jahre keine Veränderung des Befundes eingetreten ist, bei anderen kommt es jedoch zur Verschlechterung des Bildes. Bei Patienten mit Krampfadern besteht ein erhöhtes Risiko, eine Thrombose zu entwickeln. Nach jahrelangem Bestehen können Krampfadern zu einem »offenen Bein« führen.

Bin ich wegen der Krampfadern gefährdet, eine Thrombose zu bekommen?

In den aufgeweiteten Venen ist der Blutfluss gestört. Es kommt zu Verwirbelungen, unregelmäßigen Flussgeschwindigkeiten und Venenwandveränderungen, in deren Folge sich das Risiko einer Gerinnselbildung erhöht. Um so wichtiger ist es für Varizenpatienten, bei langen Autofahrten, Flugreisen, Bettlägerigkeit etc. entsprechende Vorsorgemaßnahmen zu ergreifen.

Welche Untersuchungen sollten vor einer Behandlung gemacht werden?

Zur Behandlung von Krampfadern stehen zahlreiche Methoden zur Verfügung. Nur eine sorgfältige und umfassende Untersuchung des Patienten und des betroffenen Beines ermöglicht eine für den konkreten Fall optimale Planung des therapeutischen Vorgehens. Hierzu gehört neben der Berücksichtigung der Krankengeschichte und des klinischen Befundes eine Doppleruntersuchung. Vor invasiven Eingriffen sind meist auch bildgebende Verfahren wie die Duplexsonographie notwendig. Sinnvoll ist außerdem eine Funktionsprüfung wie die Photoplethysmographie.
Da Krampfadern ein Problem der oberflächlichen Venen darstellen und nichts über den Zustand der tiefen Venen aussagen, ist es vor einer Therapie notwendig, mit Hilfe von Doppler- und Duplexsonografie ein Bild vom Zustand der tiefen Venen zu bekommen. Von besonderem Interesse ist dabei, ob der Abfluss in den tiefen Venen frei ist.
Bei geschwollenen Beinen ist sowohl die Verödung als auch die Operation erschwert. Solche Beine sollten vor einem Eingriff solange mit einer Kompressionstherapie entstaut werden, bis keine stärkere Schwellung mehr besteht.

Wie werden Krampfadern behandelt?

Venen, die einmal zu Krampfadern geworden sind, lassen sich kaum wieder in ihren gesunden Zustand zurückversetzen. Am ehesten gelingt das durch die sog. extraluminale Valvuloplastie. Dabei wird der aufgeweitete Venendurchmesser durch eine operativ angelagerte Manschette wieder auf ein normales Maß zurückgeführt und die zuvor gestörte Klappenfunktion wieder normalisiert.

Tabelle 4.2: Therapiemöglichkeiten für die verschiedenen Formen der Varikose. *Lasertherapie: bei der Stammvarikose als endoluminale Therapie (von innen), bei Besenreisern von außen durch die Haut.

Art der Varikose	Therapiemöglichkeiten					
	Kompression	Valvuloplastie	OP	Radiowellen	Verödung	Laser*
Stammvarikose	+	+	+	+	+	+
Seitenastvarikose	+		+	+	+	+
Perforansvarikose	+		+		+	
Retikuläre Varizen	+				+	
Besenreiser	+				+	+

Eine Behandlung ist in jedem Fall wichtig, um ein weiteres Fortschreiten und mögliche Komplikationen zu vermeiden. Wichtigste Voraussetzung für eine erfolgreiche Behandlung der Krampfader ist ein frühzeitiger Therapiebeginn. Als Behandlungsalternativen stehen Kompressionsverbände/-strümpfe, Operationen, Radiowellentherapie, Verödungsbehandlung und Lasertherapie zur Verfügung. Welche Therapieoptionen allein oder in Kombination für den Einzelnen geeignet sind, ist individuell zu erwägen. Langzeiterfahrungen bestehen für eine Kompression, operative Verfahren und Verödung. Für die Radiowellen- und Lasertherapie liegen nur Erfahrungen über maximal 3 Jahre vor.
Die Eignung der verschiedenen Verfahren muss für jeden Patienten gesondert überprüft werden.

Was kann ich zur Prophylaxe tun?

Grundlage der Prophylaxe von Krampfadern ist die 3xS-3xL-Regel: Sitzen und Stehen ist Schlecht; Lieber Liegen und Laufen. In den Fällen, in denen sich Sitzen und Stehen nicht vermeiden lassen, sollte die Wadenmuskelpumpe betätigt werden (10x Fuß im

Sprunggelenk heben und senken). Außerdem empfiehlt es sich, die Beine täglich 1–2x für jeweils 15 Sekunden kalt abzuduschen und nachts das Fußende des Bettes um 10–15 cm höher zu stellen. Wichtig ist es auch, mögliche Risikofaktoren (Übergewicht etc.) weitgehend zu reduzieren und Faktoren, die ein Fortschreiten des Venenleidens begünstigen können, zu meiden (warme Fuß- und Vollbäder, Wärmekissen/-flaschen an den Beinen, Saunabesuche, lang andauernde Sonnenbäder). Sport wirkt sich günstig aus und stärkt die Wadenmuskulatur. Dennoch werden alle vorbeugenden Maßnahmen durch den Grad der ererbten Anlage begrenzt.

4.2 Wodurch kann ein »dickes Bein« entstehen? Fragen zu möglichen Ursachen eines »dicken Beines«

Was ist eine chronische venöse Insuffizienz?

Der Begriff »chronische venöse Insuffizienz« (CVI) schließt alle Veränderungen und Symptome ein, die Folgen einer chronischen Rückflussstörung des venösen Blutes zum Herzen sind und zu einer Schwellungsneigung des Beines führen. Ursachen dieser Rückflussstörung sind meist eine ausgedehnte Varikose der *Vena saphena magna* mit defekten Verbindungsvenen zum tiefen Venensystem (Perforansvenen), eine mangelhafte Funktion der Wadenmuskelpumpe (Lähmung des Beines, Versteifung im Sprunggelenk) oder eine Schädigung der tiefen Venen durch eine abgelaufene Thrombose. Die Drainage der Haut, des Unterhautfettgewebes und des gesamten Beines wird dadurch erschwert. Am stärksten sind die Folgen im Gebiet oberhalb des Innenknöchels bzw. zwischen Innenknöchel und Achillessehne zu beobachten. Erste Zeichen der fortgeschrittenen CVI sind neben Schwellungen blauviolette Stauungsflecken und sternförmig angeordnete kleine Äderchen. Ob und wann weitere Folgeerkrankungen entstehen, ist von der täglichen Belastung und der angewandten Therapie abhängig. Eine streng und regelmäßig durchgeführte Kompressionstherapie kann die venöse Abflussstörung oft weitgehend ausgleichen und verhindert damit ein Anschwellen der Beine.

Mein Arzt hat von einer CVI Grad 2 nach Widmer gesprochen. Was verbirgt sich dahinter?

Die Widmer-Klassifikation teilt die chronische Veneninsuffizienz in verschiedene Schweregrade.

Tabelle 4.3: Widmer-Klassifikation der chronischen Veneninsuffizienz

Grad 1	Schwellungen der Knöchelregion, bläuliche Gefäßerweiterungen an der Fußkante (*Corona phlebectatica paraplantaris*)
Grad 2	+ Ernährungsstörung wie Vernarbungen von Haut- und Fettgewebe (Dermatoliposklerose), Pigmentveränderungen, Atrophie blanche
Grad 3	*Ulcus cruris venosum* (»offenes Bein«) a) abgeheiltes b) *florides*

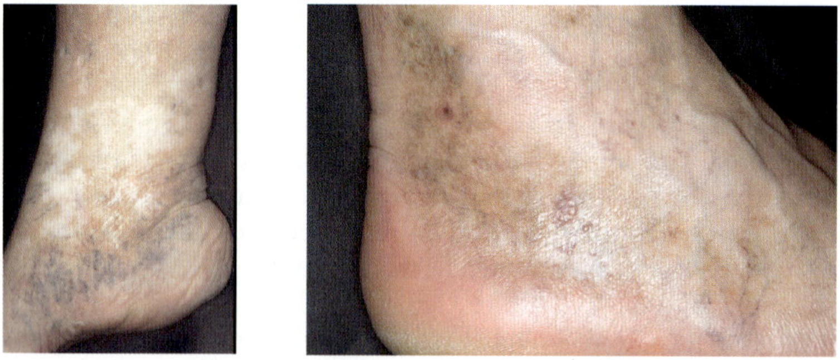

Abbildung 4.4: Eine typisch ausgeprägte Atrophie blanche über einer *Corona phlebectatica paraplantaris* (links). Hyper- und Hypopigmentierungen (rechts).

Was versteht man unter dem arthrogenen Stauungssyndrom?

Das arthrogene Stauungssyndrom stellt eine Sonderform der chronischen Veneninsuffizienz dar. Beim arthrogenen Stauungssyndrom ist die Beweglichkeit im oberen und unteren Sprunggelenk erheblich eingeschränkt. Dies kann durch verschiedene Zustände, wie Verkürzung der Achillessehne, Zustand nach Knochenbrüchen im gelenknahen Bereich, erhebliche degenerative Gelenkveränderungen (Arthrosen) im Sprunggelenk, neurologischen Erkrankungen mit Lähmungen oder Muskelschwäche sowie auch durch ein knöchelnah vorhandenes *Ulcus cruris* bedingt sein. Bei letzterem ist jede Bewegung durch die vorhandene Ulzeration so schmerzhaft, dass es zu einer Schonhaltung kommt, die dann eine schrittweise Versteifung des Sprunggelenkes nach sich ziehen kann.
Die mangelhafte Beweglichkeit im Sprunggelenk führt zu einer Funktionseinschränkung der Wadenmuskelpumpe. Der venöse Rückstrom ist wesentlich beeinträchtigt, und die Drainage wird verschlechtert. In der Folge können beim unbehandelten arthrogenen Stauungssyndrom alle Komplikationen und Spätfolgen der chronischen Veneninsuffizienz inklusive dem »offenen Bein« auftreten.

Was kann ich beim arthrogenen Stauungssyndrom tun?

Die erhebliche Einschränkung der Beweglichkeit im Sprunggelenk macht die für die Kompressionsbehandlung notwendige Wadenmuskelpumpe ausgesprochen ineffektiv, so dass die Therapie des arthrogenen Stauungssyndroms in der Regel sehr schwierig und langwierig ist.
Die Therapie des arthrogenen Stauungssyndroms richtet sich nach der Ursache, die der Bewegungseinschränkung zugrunde liegt.
Führt ein schmerzhaftes Ulkus (»offenes Bein«) zur Schonhaltung und Minderbewegung im Sprunggelenk, muss eine ursächliche

Therapie des Ulkus und eine ausreichende Schmerztherapie angestrebt werden.
Ist die Beweglichkeit im Sprunggelenk durch Verletzungen u. ä. eingeschränkt, kann versucht werden, mit Massage- und Übungsbehandlungen die Beweglichkeit in diesem Sprunggelenk schrittweise wieder herzustellen (→ Venengymnastik, Prophylaxe).

Hat ein »dickes Bein« immer etwas mit den Venen zu tun, oder kann das auch von etwas anderem kommen?

Das »dicke Bein« ist zwar häufig durch ein Venenleiden (mit-) bedingt, doch ist ein Venenleiden nicht die einzige mögliche Ursache. Neben einem Venenleiden kommen eine Reihe anderer Ursachen für ein »dickes Bein« in Frage:
Weitere Informationen zu den einzelnen Krankheitsbildern sind in den Kapiteln akute und chronische Venenkrankheiten bzw. in den folgenden Abschnitten zu finden.

Wie findet man heraus, welche Ursache das »dicke Bein« hat?

Um herauszufinden, was die Ursache des »dicken Beines« sein könnte, ist zunächst eine genaue ***Erhebung der Krankengeschichte*** wichtig: Betrifft die Schwellung ein Bein oder beide Beine? Wann ist die Schwellung aufgetreten? Hat sie schnell oder langsam zugenommen? Bestehen zusätzliche Schmerzen? Bestehen zusätzliche Erkrankungen? Gab es einen Unfall oder eine Verletzung am betroffenen Bein?
Anschließend sollte eine genaue ***Untersuchung*** des Beines erfolgen: Betrifft die Schwellung das gesamte Bein oder nur gewisse Abschnitte? Ist es eine derbe oder weiche Schwellung? Bestehen zusätzlich Verfärbungen oder Veränderungen der Haut? Ist die Funktion des Beines eingeschränkt?

Tabelle 4.4: Ursachen für ein »dickes Bein«.

Venenleiden	• tiefe Venenthrombose • oberflächliche Venenentzündung mit Ausdehnung ins tiefe Venensystem • chronische venöse Insuffizienz mit/ohne Ulcus cruris • Krampfaderleiden
Arterielle Durchblutungsstörung	• Angeborene Gefäßmissbildungen (z. B. Kurzschlussverbindungen zwischen arteriellem und venösen System) • akuter Verschluss einer Arterie • Kompartmentsyndrom (nach Unfällen, Operationen u. ä. resultierende Raumnot in der betroffenen Muskelloge mit Störung der örtlichen Blutzufuhr, in der Folge Anstieg des örtlichen Gewebedruckes mit Gefäß- und Nervenkompression)
Störungen des Lymphabflusses	• Lymphödem primär/sekundär
Infektionen	• Wundrose (akute, bakteriell bedingte Infektion der Lymphbahnen und angrenzenden Hautschichten) • Nekrotisierende Fasziitis (entzündlicher Prozess im Bereich der bindegewebigen Muskelhülle) • Akute Gelenkinfektion • Lymphangitis (Lymphgefäßentzündung nach Eindringen von Erregern in die Lymphkapillaren)
Allgemeinerkrankungen	• Herzschwäche (Herzinfarkt, Herzentzündung, Herzklappenfehler) • Nierenerkrankung (Nierenentzündung, Tumor) • Hypoproteinämie (zu wenig Eiweiße im Blut als Folge verschiedener Erkrankungen) • Schilddrüsenunterfunktion
Sonstiges	• Erythema nodosum • Akrodermatitis atrophicans • Lipödem • Sudeck-Dystrophie (Frühstadium) • Unfälle/Verletzungen

Zusätzlich können ***Laboruntersuchungen, Ultraschall- und Röntgenuntersuchungen*** zur weiteren Differenzierung notwendig sein.

Was ist ein Lymphödem?

Das Lymphödem ist ein eiweißreiches Ödem, welches durch die verminderte Transportkapazität des lymphatischen Systems ohne vermehrten Anfall von lymphpflichtigen Stoffen (»Abfallprodukte« von Stoffwechselvorgängen, die über die Lymphe abtransportiert werden) entsteht. Man unterscheidet primäre und sekundäre Lymphödeme. Die primären Lymphödeme der Beine beruhen auf einer Fehl- oder Mangelanlage des Lymphgefäßsystems. Sie kommen eher selten vor. Dagegen sind die sekundären Lymphödeme häufiger. Sie treten in der Folge von Erkrankungen auf, die das Lymphgefäßsystem der Beine geschädigt haben (z. B. Entzündung der Lymphgefäße, Verletzungen).
Klinisch ist das Lymphödem oft asymmetrisch (ein Bein dicker als das andere), nicht schmerzhaft. Häufig kommt es im Bereich des Lymphödems zur Ausbildung einer Wundrose. (→ Therapie des Lymphödems).

Tabelle 4.5: Nach Földi unterscheidet man beim Lymphödem die Stadien 0-III.

0	Beginnende Schwellung
I	Rückbildungsfähige Schwellung, Gewebe weich
II	Spontane Rückbildung der Schwellung möglich, Gewebe verhärtet
III	Nicht mehr rückbildungsfähig, Fibrosklerose

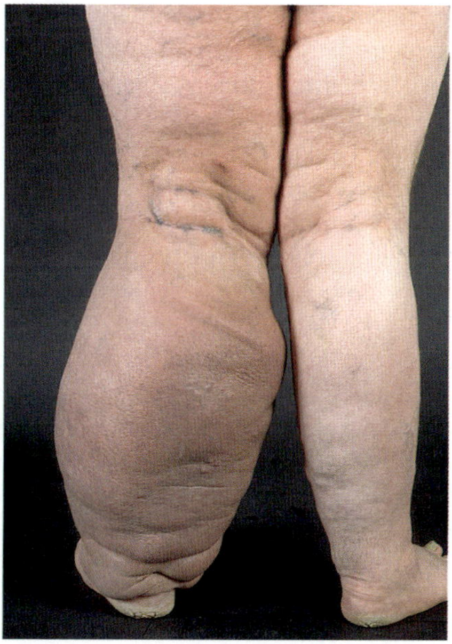

Abbildung 4.5: Ausgeprägtes Lymphödem des linken Unterschenkels

Was ist das Stemmer-Zeichen?

Das Stemmer-Zeichen ist ein verlässliches klinisches Zeichen beim Vorliegen eines Lymphödems. Die Hautfalte im Bereich des Ansatzes der zweiten Zehe kann durch Verdickung der Unterhaut und durch die mit dem Ödem verbundene Anschwellung nicht mehr abgehoben werden.

Was ist ein Lipödem?

Das Lipödem ist gekennzeichnet durch vermehrtes und geschwollenes Unterhautfettgewebe und geht insbesondere an den Ober- und Unterschenkeln mit einer Fettverteilungsstörung einher. Die

Erkrankung tritt selten und fast ausschließlich bei Frauen auf. Die Ursache des Lipödems ist jedoch noch völlig unklar.
Klinisch sieht man beim Lipödem eine symmetrische, druckschmerzhafte Schwellung der Beine. Typisch sind Hüftkissen, Oberschenkelwülste, Fett in der inneren Kniegelenksregion und ein »Fettkragen« oberhalb des Knöchels. Durch eine erhöhte Gefäßzerbrechlichkeit kommt es häufig zur Ausbildung von evtl. schmerzhaften blauen Flecken (Hämatomen).

Was sind angeborene Gefäßmissbildungen?

Das Spektrum der Missbildungen ist vielfältig und reicht von fehlerhaft oder gar nicht ausgebildeten Gefäßen über Kurzschlussverbindungen zwischen arteriellen und venösen Gefäßen bis hin zu überzählig ausgebildeten Gefäßen (z. B. Blutschwämme, Hämangiome). Dementsprechend variiert auch die Symptomatik von kosmetisch störenden Blutschwämmen oder Feuermalen der Haut bis hin zu funktionell beeinträchtigenden Kreislaufstörungen.

Wie sieht ein akuter Arterienverschluss aus? Was kann man bei einem Arterienverschluss tun?

Das Ausmaß eines akuten Arterienverschlusses an Arm oder Bein richtet sich zum einen nach der Lokalisation und Länge des Gefäßverschlusses sowie nach dem Vorhandensein bereits ausgebildeter Umgehungskreisläufe. In einem gesunden Gefäßsystem kann z. B. ein kurzstreckiger, plötzlich auftretender Verschluss der Oberschenkelarterie zum Absterben der Unterschenkelmuskulatur führen, da die Ausbildung von Umgehungskreisläufen länger dauert als die tolerable Ischämiezeit der Muskulatur (Zeit, die die Muskulatur ohne neue Sauerstoffzufuhr auskommt, ca. 6 Stunden). Andererseits ruft ein langstreckiger Verschluss der Oberschenkelarterie auf dem Boden einer vorbestehenden längerzeitig anhaltenden Verengung oft nur eine geringe klinische Symptomatik hervor, da Umgehungskreisläufe bereits weitgehend ausgebildet sind. Im Einzelfall kann der Verlauf eines akuten Gefäßverschlusses mit seinen Auswirkungen auf das periphere Gewebe nie mit Sicherheit vorausgesagt werden.

Führendes klinisches Symptom ist ein massiver Schmerz, v. a. bei Belastung und Hochlagerung des Beines. Die weiteren klinischen Symptome reichen von geringen, vom Patienten oft nicht beachteten Beschwerden (Weißwerden des Beines, Gefühlsstörungen im Bein) bis zum kompletten neurologischen Defizit (völlige Lähmung des Armes oder Beines).

Führendes diagnostisches Verfahren ist die transarterielle Angiographie (Kontrastmitteldarstellung der Arterie). Duplexsonographie, CT, Kernspintomographie usw. kommen als Ergänzungen (Nachweis von Dissektionen, Aneurysmen) in Betracht.

Je nach Ursache und Ausmaß des Verschlusses kommen eine systemische Heparingabe, eine Lysetherapie oder eine operative Entfernung des Gerinnsels in Betracht. In seltenen Fällen kann es notwendig sein, die bindegewebige Hülle der Unterschenkelmuskulatur zu entfernen. Eventuell sind nach Behandlung des akuten Verschlusses noch weitere Maßnahmen zur Besserung der Grundkrankheit (z. B. Arteriosklerose) notwendig (z. B. Bypass-OP, antiarrhythmische Therapie), um Rezidiven vorzubeugen.

Was ist eine Wundrose?

Eine Wundrose, in der Fachsprache Erysipel genannt, ist eine häufige, akute Entzündung des Lymphsystems der Haut durch Bakterien (v. a. Streptokokken). Die Erkrankung tritt vorwiegend bei Erwachsenen auf. Innerhalb kurzer Zeit entwickeln sich in der betroffenen Region zungenförmige, scharf begrenzte Rötungen der Haut. Zusätzlich entsteht eine Schwellung mit begleitendem Spannungsgefühl, Überwärmung und Schmerzen. Besonders häufig sind die Beine und das Gesicht betroffen. Die Bakterien treten durch winzige Verletzungen (z. B. unbehandelter Fußpilz) der Haut oder durch eine Ulkuswunde in den Körper ein. Gelegentlich

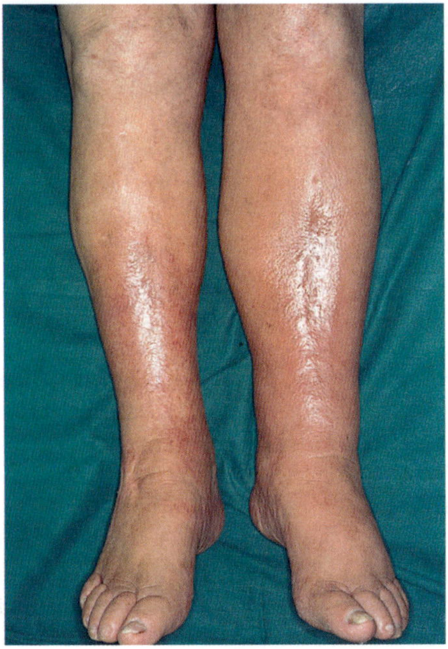

Abbildung 4.6: Typisches Bild einer Wundrose des linken Beines mit Rötung, Schwellung und Überwärmung. Der Patient hat zusätzlich Fieber.

tritt auch noch eine Blasenbildung auf. Sie wird durch Gifte verursacht, die von den Bakterien ausgeschieden werden. Akute Wundrosen gehen meist mit Fieber und Schüttelfrost einher. Bei wiederholt auftretenden Wundrosen fühlen sich die Patienten oft nur matt und abgeschlagen.

Wie wird eine Wundrose behandelt?

Zur Behandlung muss ein Antibiotikum, z. B. Penicillin, gegeben werden. Oft sind Tabletten nicht ausreichend, und das Antibiotikum muss über die Vene verabreicht werden. Falls die Beine betroffen sind, müssen diese hochgelagert und gekühlt werden. Dadurch wird dem Lymphstau entgegengewirkt. Die Kühlung wirkt schmerzlindernd und abschwellend. Da durch die Infektion die betroffenen feinen Lymphgefäße verkleben, kann eine Schwellung auch nach Abheilung längere Zeit bestehen bleiben. Dies begünstigt auch ein erneutes Auftreten der Erkrankung.

Welche Komplikationen kann es bei der Wundrose geben?

Wenn sich die Infektion zur Tiefe hin ausbreitet, kann es zu einer lebensgefährlichen Phlegmone kommen. Unter einer Phlegmone versteht man eine schwere Infektion der tiefen Hautschichten mit diffuser (nicht abgegrenzter) Ausbreitung entlang der Muskeln und Sehnen. Wird die Eintrittspforte (die Hautverletzung, durch die die Bakterien eingedrungen sind) nicht ausgeheilt und ist die Antibiotikatherapie nicht ausreichend, kann das Erysipel wieder auftreten. Wiederholte Entzündungen können ein Lymphödem (Schwellung durch Ansammlung von Lymphflüssigkeit) verursachen.

Was ist ein Kompartmentsyndrom (Logensyndrom)?

Die Unterschenkelmuskulatur ist, geteilt durch die bindegewebige Muskelhülle, in 4 Logen angeordnet (→ Abbildung 4.7). Durch diese straffe Muskelhülle hat die eingeschlossene Muskulatur nur eine geringe Möglichkeit, sich auszudehnen. Nach schweren Verletzungen des Unterschenkels mit ausgedehntem Weichteilschaden (z. B. bei Knochenbrüchen, Quetschungen aber auch nach Operationen) kann es zu Einblutungen oder einem Ödem in der Muskulatur kommen. Dadurch erhöht sich der Druck in den einzelnen Muskellogen. Das Bein schwillt an und schmerzt. In fortgeschrittenen Fällen kommt es zu Lähmungserscheinungen.
Erlaubt die klinische Symptomatik keine eindeutige Diagnose, ist eine Druckmessung in den Kompartimenten erforderlich. Liegt

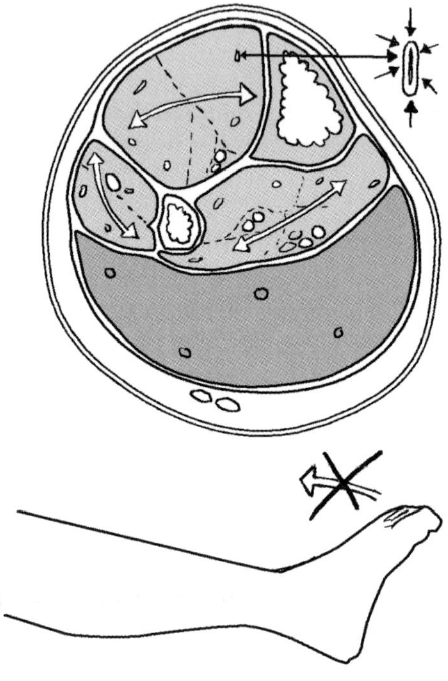

Abbildung 4.7: Der obere Teil der Abbildung zeigt einen Querschnitt durch den Unterschenkel. Beim Kompartmentsyndrom erhöht sich der Druck in den einzelnen Muskellogen und drückt die kleinen Gefäße zusammen. Die Versorgung des Beingewebes ist akut gefährdet.

der Logendruck oberhalb von 30–40 mmHg, ist davon auszugehen, dass die Versorgung der Unterschenkelmuskulatur nicht mehr optimal gewährleistet werden kann, da die kleinen Gefäße durch den hohen Logendruck zusammengedrückt werden. Das Bein des Patienten ist akut gefährdet und kann nur durch eine schnelle Operation (innerhalb von etwa 6 Stunden) gerettet werden. Dabei werden die bindegewebigen Muskelhüllen durchtrennt, der Druck aus den Logen genommen und so die Versorgung der Muskulatur wieder hergestellt. Die Wunde wird offen behandelt.

Welche Symptome sind bei einer akuten Gelenkinfektion zu erwarten?

Eine akute Gelenkinfektion kann sowohl von außen durch gelenknahe Wunden, Entzündungen eines Schleimbeutels, Gelenkinjektionen, Operationen am Gelenk oder von innen im Gefolge rheumatischer Krankheiten oder systemischer Infektionen entstehen. Besonders prädisponiert sind Personen mit vorbestehenden Gelenkerkrankungen (z. B. chronischer Polyarthritis), Systemerkrankungen mit Immunschwäche (Niereninsuffizienz, Leukämie, Multiorganversagen), Sepsis, Tuberkulose oder immunsupprimierte Patienten (HIV-Infektion, medikamentöse Immunsuppression). Eine akute Gelenkinfektion verursacht eine einseitige Beinschwellung mit Maximum in der Umgebung des entzündeten Gelenkes. Das Bein ist dort gerötet und überwärmt. Eventuell tritt ein »pochender« Schmerz im Gelenk auf. Die Gelenkbeweglichkeit ist in der Regel stark schmerzhaft, die Funktion ist eingeschränkt.
Zur Sicherung der Diagnose kommen Röntgen- und Laboruntersuchungen sowie Gelenkpunktionen in Betracht. Die Therapie kann in Abhängigkeit von der Schwere des Befunds konservativ (Ruhigstellung, Kühlung, Antibiotikatherapie etc.) oder operativ erfolgen.

Wie kommt es durch eine Herzschwäche zum dicken Bein?

Bei einer Herzschwäche unterschiedlichster Ursache kann das Blut einerseits nicht mehr kräftig genug in das Blutgefäßsystem gepumpt werden. Andererseits wird das Blut, das von den Organen zum Herzen zurückkommt, nicht schnell genug weitergepumpt. Es kommt zum Rückstau. Insgesamt entstehen durch dieses Pumpdefizit eine allgemeine Leistungsminderung, Luftnot, Schwindelgefühle und auch beidseitige Beinschwellungen.
Zu einer eingehenden Diagnostik der Herzschwäche gehören neben einer ausführlichen Befragung und körperlichen Untersu-

chung Blutdruckmessungen, ein EKG (ggf. auch über 24 h), eine Röntgenuntersuchung des Brustkorbs und ggf. eine Ultraschalluntersuchung des Herzens. Um auch die Herzfunktion während einer Belastungssituation beurteilen zu können, kann ein Belastungs-EKG sinnvoll sein.
Liegt tatsächlich eine Herzschwäche vor, kommen je nach Ausmaß der Herzerkrankung neben allgemeinen Maßnahmen (Gewichtsreduktion, angemessenes körperliches Training, Reduktion des Alkohol- und Nikotinkonsums) medikamentöse (z. B. Wassertabletten, Blutdrucktabletten, Medikamente zur Blutverdünnung, Tabletten zur Steigerung der Pumpfähigkeit) und operative Therapien (z. B. Klappenersatz, Klappenwiederherstellung, Schrittmacherimplantation, Defibrillatorimplantation) in Frage.

Warum verursacht eine Nierenerkrankung ein dickes Bein?

Im Rahmen einer fortgeschrittenen Nierenerkrankung kann es zum einen zu einer verminderten Urinausscheidung kommen, die die Menge des Körperwassers und die Konzentration harnpflichtiger Substanzen (Stoffe, die eigentlich mit dem Urin ausgeschieden werden müssten) ansteigen lässt, zum anderen kann es durch den defekten Nierenfilter zu einer vermehrten Eiweißausfuhr kommen. Verliert der Körper zu viel Eiweiß, kann es zum Austritt von Blutflüssigkeit in die Gewebe kommen. In Abhängigkeit von der Schwere der Nierenerkrankung treten urinartiger Atemgeruch, Hautverfärbungen, Konzentrationsschwäche, Müdigkeit, Krampfanfälle und Bewusstlosigkeit bis zum urämischen Koma auf. Es kommt zur Gewichtszunahme durch Einlagerung der Flüssigkeit im Gewebe (u. a. beidseitige Beinödeme) und in der Lunge (Lungenödem) mit zunehmender Kurzatmigkeit. Das Herz-Kreislauf-System wird durch das vermehrte Volumen und die ansteigenden Kaliumspiegel (harnpflichtige Substanz, die sich anreichert) belastet und reagiert mit Herzrhythmusstörungen und Flüssigkeitsansammlung im Herzbeutel (Perikarderguss). Außer-

dem kommt es zu Erbrechen, Durchfällen, Blutarmut (die Niere produziert Erythropoetin, ein Hormon, welches die Blutbildung anregt), Stoffwechselstörungen des Knochens mit Knochenschmerzen, Knochenbrüchen (die Niere ist an der Produktion von Vitamin D beteiligt, welches u. a. den Knochenstoffwechsel reguliert) und Muskelschwäche.
Diagnostisch sind Blut- und Urinuntersuchungen, Ultraschallaufnahmen der Niere, röntgenologische Funktionsuntersuchungen (Szintigraphie) und ggf. MRT oder CT notwendig. Je nach Ursache der Nierenfunktionsstörung können Medikamente oder aber als Ultima ratio die Dialysetherapie in Frage kommen.

Was ist ein *Erythema nodosum*?

Das *Erythema nodosum* ist eine relativ seltene, akut verlaufende Entzündung mit Ausbildung schmerzhafter, knotiger Herde meist im Bereich der vorderen Unterschenkel. Häufig tritt das *Erythema nodosum* im Frühjahr oder Herbst auf. Es findet sich z. B. als Reaktion auf ein Medikament oder im Zusammenhang mit anderen Erkrankungen (z. B. chronisch entzündlichen Darmerkrankungen, bakteriellen Infektionen). Außer den roten, druckschmerzhaften Knoten am Unterschenkel klagen die Patienten über Fieber und rheumaähnliche Schmerzen.
Die Diagnose wird zum einen klinisch gestellt, zum anderen sind Laboruntersuchungen und eine Probeentnahme mit feingeweblicher Untersuchung hilfreich.
Therapeutisch kommen schmerz- und entzündungshemmende Medikamente (z. B. ASS), innerlich und äußerlich angewendete Kortisonpräparate und eine Kompressionstherapie in Betracht. Umschläge mit Kochsalzlösung wirken kühlend. In jedem Fall sollte eine Behandlung der zugrunde liegenden Erkrankung erfolgen.

Was ist die *Akrodermatitis chronica atrophicans*?

Die *Akrodermatitis chronica atrophicans* tritt Monate bis Jahrzehnte nach einem Zeckenbiss im Rahmen einer Borrelieninfektion auf. Sie stellt bereits ein fortgeschrittenes Stadium der Lyme-Borreliose dar, was dringender Behandlung bedarf.
Zu unterscheiden sind 2 Phasen: Zunächst sieht man in der Umgebung von Gelenken und an den Streckseiten von Armen und/oder Beinen entzündliche Hautveränderungen. Es zeigen sich streifenförmige oder großflächige Rötungen. Die Haut ist kissenartig geschwollen. Im weiteren Verlauf verfärben sich die Schwellungen blaurot. Besonders im Bereich der Gelenke können sich bindegewebige, stark gerötete Knoten entwickeln. Später bildet sich die Haut zunehmend zurück. Sie wird dünn wie Zigarettenpapier und sieht zunehmend durchsichtig aus.
Zur Sicherung der Diagnose werden weitere klinische Erscheinungen der Borreliose (z. B. Gelenk- und Nervenentzündungen), Laboruntersuchungen und die feingewebliche Untersuchung einer Hautprobe herangezogen.
Therapeutisch ist eine Antibiotikabehandlung zur Bekämpfung der Borrelieninfektion entscheidend.

Was ist die Sudeck-Dystrophie?

Die Sudeck-Dystrophie (Sudecksche Dystrophie) ist eine reaktive, neurovaskulär (= Nerven- und Gefäßsystem betreffend) bedingte und in 3 Stadien ablaufende Weichteil- und Knochenveränderung. Sie betrifft meist rumpfferne Gliedmaßenabschnitte bei besonders disponierten Personen (Personen mit einer individuellen Krankheitsanfälligkeit). Sie kann vor allem als Folge einer Verletzung oder aber nach Entzündungen oder Nervenschädigungen auftreten. Die Krankheitsentwicklung der Sudeck-Dystrophie ist noch ungeklärt.
Zunächst kommt es zu Hautrötung und Weichteilschwellung mit erheblicher Schmerzhaftigkeit. Es kommt zu einem beschleunigten

Wachstum von Haaren und Nägeln im betroffenen Bereich. Betroffene Gelenke versteifen. Im folgenden Stadium kommt es zu rötlich-lividen Verfärbungen, zur Temperaturreduzierung, Bewegungsschmerz und Störungen an Hautanhangsgebilden, Haut und Muskulatur. Weiterhin können Gewebeverdünnung (Atrophie) und bindegewebige Gelenkveränderungen auftreten. Im Endstadium sieht man eine Verschmächtigung der Gliedmaßen (Hautatrophie, Muskelminderung) mit erheblichen Bewegungsbehinderungen und Berührungs-, Belastungs- und Temperaturempfindlichkeit.
Die Therapie erfolgt stadienorientiert. Im Stadium 1 steht die Ruhigstellung mit begleitender antientzündlicher Therapie und die Schmerzbekämpfung im Vordergrund. Außerdem sollte eine krankengymnastische Behandlung mit absteigenden Bädern und Eisumschlägen erfolgen. Im Stadium 2 sollte eine Ruhigstellung nur bei Schmerzen und zunehmender Schwellneigung erfolgen. Wichtiger sind hier durchblutungsfördernde Mittel und aktive krankengymnastische Behandlung bis zur Schmerzgrenze. Im Stadium 3 bleibt die medikamentöse Therapie zur Linderung der Schmerzsymptomatik. Zusätzlich können aktive und passive Gymnastik hilfreich sein. Vorhandene Kontrakturen sollten passiv gedehnt werden.

Was versteht man unter der Stauungsdermatitis?

Die Stauungsdermatitis, auch Stauungsekzem genannt, tritt bei chronischer Veneninsuffizienz auf. Es kommt zu entzündlichen Erscheinungen der Haut mit Nässen, Rötung sowie entzündlicher Infiltration und Schuppung.
Die Stauungsdermatitis kommt besonders häufig bei Menschen vor, die in ihrer Krankengeschichte bereits eine tiefe Beinvenenthrombose oder Thrombophlebitiden aufweisen. Abzugrenzen ist die Stauungsdermatitis vom allergischen Kontaktekzem dadurch, dass sie ohne das Auftragen einer Salbe auftritt.

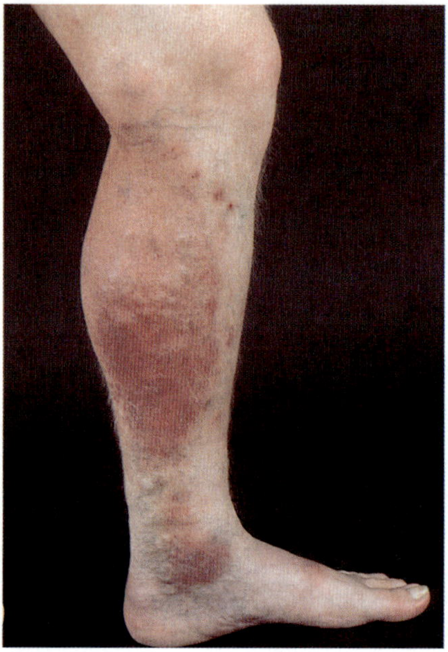

Abbildung 4.8: Typisch für die Stauungsdermatitis sind Nässen, Rötung und entzündliche Hautinfiltration an einem Bein mit gestörter Venenfunktion.

Was kann man gegen die Stauungsdermatitis tun?

Da die Stauungsdermatitis eine Folgeerkrankung der chronischen Veneninsuffizienz ist und keine Hauterkrankung im eigentlichen Sinn darstellt, ist die örtliche Behandlung mit Salben nur von zweitrangiger Bedeutung. Unsachgemäße örtliche Therapie kann sogar verschlimmernd wirken, indem durch die aufgetragenen Salben eine Überempfindlichkeitsreaktion (Allergie) der Haut hervorgerufen wird. Wichtigste Maßnahmen bei der Stauungsdermatitis sind eine Sanierung vorhandener Krampfadern, Kompressionstherapie und aktive Bewegung (Wadenmuskelpumpe). Meist heilt die Stauungsdermatitis darunter schnell ab. Beschleunigt wird die Abheilung einer schweren Stauungsdermatitis durch den kurzfristigen Einsatz kortisonhaltiger Salben z. B. auf Vaselinegrundlage.

4.3 Wie kommt es zum »offenen Bein«? Fragen zum »offenen Bein«

Was ist ein Unterschenkelgeschwür (*Ulcus cruris*, offenes Bein)?

Ein Unterschenkelgeschwür (offenes Bein, *Ulcus cruris*) ist eine nicht heilende Wunde, die meist durch Durchblutungsstörungen bedingt ist.

Wie entsteht ein offenes Bein?

Verschiedene Ursachen können zum offenen Bein führen. Die häufigste Ursache des offenen Beines ist ein chronisches Venenleiden (ca. 70 % der Fälle) wie ein Krampfaderleiden (Varikose), ein postthrombotisches Syndrom, der Ausfall der venösen Pumpfunktion oder angeborene Störungen. Durch den gestörten Abfluss von Blut aus dem Bein wird das Gewebe so stark geschädigt, dass es abstirbt. Es können zudem Entzündungen auftreten. Kleine Verletzungen heilen nur schlecht.
In einigen Fällen (10–20 %) ist das Ulkus durch Verschlüsse des arteriellen Systems bedingt. Dadurch kommt es zur Minderversorgung der Gewebe im Bein, die bis zum Gewebeuntergang führen kann.
Seltener sind Ulzera durch Tuberkulose, Geschlechts- und andere Infektionskrankheiten, Gefäßentzündungen, Nervenschädigungen oder bösartige Tumore bedingt.

Tabelle 4.6: Mögliche Ursachen eines »offenen Beines«

Diagnose	Typische Kennzeichen
Ulcus cruris venosum	Ulzera v. a. am Innenknöchel lokalisiert
Ulcus cruris arteriosum	Meist ältere Patienten mit »Schaufensterkrankheit«, Ulzera v. a. am Zehenende, an Fersen, Fußballen oder vorderer Schienbeinkante lokalisiert, schwarze Hautnekrosen (abgestorbene Haut), tiefer liegende Strukturen wie Knochen, Sehnen und Muskulatur können sichtbar sein.
Ulkus bei Polyneuropathie	Charakteristisch sind Ulzera an druckexponierten Punkten (z. B. der Fußsohle) mit meist geringer Schmerzhaftigkeit aufgrund der bestehenden Sensibilitätsstörung.
Vaskulitisches Ulkus	Mehrere erbs- bis münzgroße, eventuell auch größere, sehr schmerzhafte Ulzera. Entsprechend der Tiefe, in der sich die zugrunde liegende Gefäßentzündung abspielt, sind die Ulzera oberflächlich oder tiefer gehend.
Infektiöse Ulzera – Ekthymata	Wie ausgestanzt wirkende, scharf begrenzte, tiefe Ulzera, v. a. im unteren Bereich der Beine
Erysipel	Zunächst flächige Rötung und Schwellung, ggf. bis hin zum geschwürigen Gewebszerfall größerer Hautareale
Ulzera bei bösartigen Tumoren	Uneinheitliches Erscheinungsbild, immer dran denken, wenn Ulzera trotz optimaler Therapie besonders hartnäckig sind

Auch zuckerkranke Patienten haben oft ein offenes Bein. Hat das auch eine venöse Ursache?

In der Regel ist der diabetische Fuß bzw. das sog. *Malum perforans* auf eine Schädigung der Nerven statt der Gefäße zurückzuführen. Es kommt zur Ausbildung von Ulzera an druckbelasteten Stellen der Fußsohle und der Zehen. Aufgrund von Nervenschä-

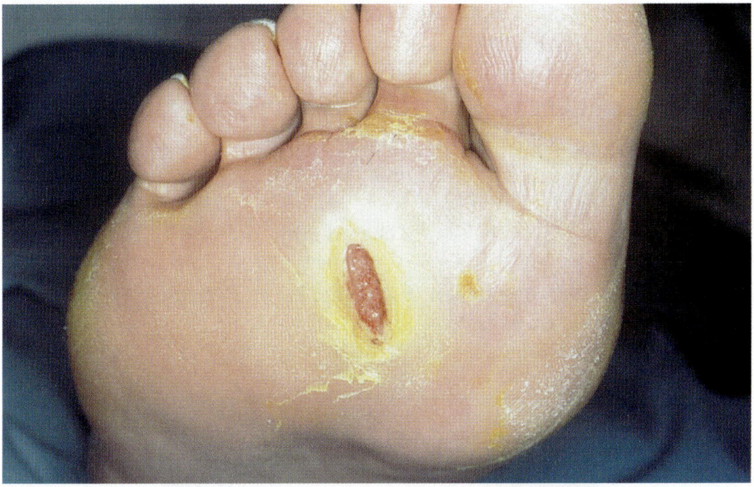

Abbildung 4.9: Ein diabetisch bedingtes Ulkus findet sich vor allem an den druckbelasteten Stellen der Fußsohle, d. h. am Ballen oder der Ferse oder an den Zehen.

den oder Nervenfunktionsstörungen, die Folge des Diabetes sein können, ist das Empfinden in diesen Bereichen herabgesetzt. Zusätzlich kommt es durch Fußfehlstellungen zur Fehlbelastung des Fußes. An den Hautstellen, die beim Laufen besonders stark belastet werden, kommt es zunächst zur Ausbildung einer Hornschwiele. Durch die vorhandenen Gefühlsstörungen empfindet der Patient kaum Schmerzen. Dies kann dazu führen, dass aus einer kleinen Wunde ein nicht heilender Defekt entsteht.

Wo findet sich das venös bedingte *Ulcus cruris* normalerweise?

Das venös bedingte *Ulcus cruris* liegt typischerweise im unteren Drittel des Unterschenkels im Bereich des Innenknöchels.

Tabelle 4.7: Typische Lokalisationen venöser, arterieller und druckbedingter Ulzera

Ursache	**Typische Lokalisation**
Venöses Ulkus	Unteres Drittel des Unterschenkels, Innenknöchel
Arterielles Ulkus	Zehen, Fußrand, Ferse
Druckulkus bei Nervenschaden z. B. wegen Zuckerkrankheit, übermäßigem Alkoholgenuss, Vitaminmangel	Fußsohle, Ferse, Zehen

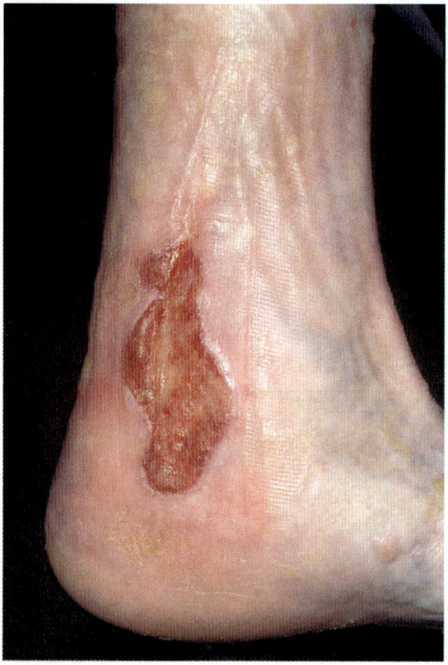

Abbildung 4.10: Venös bedingtes Ulkus in typischer Lokalisation zwischen Innenknöchel und Achillessehne

Welche Untersuchungen sind bei einem Unterschenkelgeschwür notwendig?

Liegt ein Unterschenkelgeschwür vor, ist es wichtig, herauszubekommen, ob es auf dem Boden einer venösen, einer arteriellen, einer entzündlichen oder einer nervalen Erkrankung entstanden ist. Zum Nachweis eines chronischen Venenleidens werden Doppler- und Duplexsonografie sowie eine Photoplethysmographie durchgeführt. Zur Kontrolle der arteriellen Durchblutung wird der Blutdruck der Knöchelarterien im Verhältnis zu dem der Oberarmarterien gemessen sowie ggf. eine Doppler- und/oder Duplexsonografie der Arterien durchgeführt.

Welche Komplikationen drohen beim chronischen Unterschenkelgeschwür?

Wie bei allen chronischen Wunden besteht auch beim *Ulcus cruris* die Gefahr der Infektion. Durch die zerstörte Hautbarriere können Bakterien in die Lymphbahn eindringen und zur Entstehung einer Wundrose (Erysipel) führen.
Wundrosen werden dabei durch eine verminderte Infektabwehr in dem schlecht durchbluteten und eventuell gestauten Bein begünstigt. Eine weitere Komplikation ist die Entstehung von Allergien und Ekzemen im Bereich des Ulkus, hervorgerufen durch Salben, antiseptische Lösungen und Verbandsmaterialien, die in der Therapie des Ulkus verwendet werden. Die Lebensqualität der Patienten mit chronischem Unterschenkelgeschwür ist durch die massiven Schmerzen oft dramatisch eingeschränkt.

Welche Therapie ist die richtige für das venöse Ulkus?

Bei der Therapie muss die Ursache des Ulkus berücksichtigt werden. Beruht das Ulkus auf einem Venenleiden, sollten folgende Therapieziele erreicht werden: ausreichende Schmerztherapie, Defektdeckung, Infektbekämpfung. Dabei kommen verschiedene Maßnahmen zur Anwendung:

- Verödung/Operation von Krampfadern
- Tragen von Kompressionsstrümpfen/-verbänden verbessert wesentlich den venösen Rückfluss
- Spezielle Übungen steigern die Beweglichkeit im Sprunggelenk
- Hochlagerung der Beine häufiger tagsüber/nachts Fußende um 10 bis 15° erhöht
- Verwendung moderner Wundauflagen:
  - Minderung von Irritationen und Sensibilisierungen
  - Aufnahme von Wundsekret ohne Austrocknung der Wunde
  - Schutz der Wunde vor physikalischen (z.B. Kälte, Wärme, Druck), chemischen und mikrobiellen (z.B. Bakterien, Pilze, Viren) Belastungen
  - Keine Behinderung des Gasaustausches (Sauerstoff, Kohlendioxid) an der Wundfläche
- Ggf. Schutz der Wundränder mit Zinkpaste vor Aufweichung
- Einfache Verbandswechsel mit größtmöglicher Schonung der Wunde beim Wechsel
- Ausreichende Schmerztherapie ermöglicht dem Patienten, sich möglichst viel zu bewegen und damit den venösen Abstrom weiter zu fördern
- Eventuell zusätzlich systemische Medikamente
- Verschluss der Wundfläche durch Hauttransplantate (z.B. Mash-Graft)

Habe ich eine Chance, dass mein offenes Bein jemals wieder zuheilen wird?

Die Chancen für eine dauerhafte Abheilung sind umso besser, je frühzeitiger und effektiver die Ursache des »offenen Beines« behoben oder zumindest eingegrenzt werden kann.
Beim venösen Ulkus ist besonders eine möglichst früh einsetzende und konsequent durchgeführte Kompressionstherapie die ent-

scheidende Maßnahme, die Heilung voranzutreiben. Durch die Kompression wird der venöse Abfluss gefördert, das Bein entstaut und damit die Versorgung der Gewebe verbessert. Dazu sollte sich der Patient frühzeitig in die Hände eines in der Behandlung der offenen Beine erfahrenen Arztes begeben statt selbst zu therapieren. Anzustreben ist eine Abheilung eines akut aufgetretenen Ulkus innerhalb von höchstens 3 Monaten.

5 Therapie

Welche Therapien kommen wann zum Einsatz?
Fragen zur Therapie von akuten und chronischen Venenleiden

5.1 Welche Bedeutung hat die Kompressionstherapie bei Venenleiden?
Fragen zur Kompressionstherapie bei akuten und chronischen Venenleiden

Warum ist die Kompressionstherapie so wichtig?

Die Kompressionstherapie stellt die Grundlage für den Erfolg bzw. Misserfolg aller im Folgenden beschriebenen Verfahren dar. Geschwollene, gestaute und entzündlich veränderte Beine haben nur unter konsequenter Kompressionstherapie eine Chance auf eine Abheilung. Dieser Grundsatz gilt schon seit Jahrhunderten. Gerade in den letzten Jahren hat es sowohl bei Kompressionsverbänden als auch bei Kompressionsstrümpfen viele innovative Verbesserungen gegeben.
Der Kompressionsverband komprimiert (drückt zusammen) Gewebe und Venen und hilft damit, das im Gewebe abgelagerte Wasser herauszupressen, den venösen Rückstrom zu verhindern, den Rücktransport des Blutes zu normalisieren, die Flussgeschwindigkeit zu erhöhen und damit das hämodynamische Gleichgewicht im Bein wieder herzustellen. Bei Schwellungsneigung bremst die

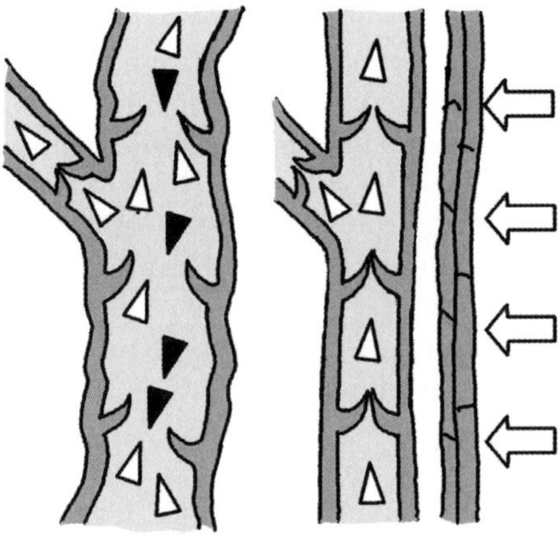

Abbildung 5.1: Prinzip der Kompressionstherapie. Links: In einer krankhaft erweiterten Vene können die Venenklappen ihre Ventilfunktion nicht mehr erfüllen. Das Blut pendelt entsprechend den Druckverhältnissen. Rechts: Durch den Kompressionsverband werden u. a. die Venen eingeengt, einzelne Venenklappen können wieder schließen, der Rücktransport des venösen Blutes wird weitgehend normalisiert.

Kompressionstherapie den vermehrten Übertritt von Blutwasser aus den Kapillaren ins Gewebe und schützt es so vor Schwellungen und Ernährungsschäden. Gleichzeitig wird der Gefäßdurchmesser der leicht verformbaren Venen durch die Kompressionstherapie verringert, was einer Gerinnselbildung vorbeugt. Schon vorhandene Gerinnsel werden an die Wand angepresst und verwachsen so schneller mit ihr, wodurch das Risiko einer Lungenembolie verringert wird.

Wann wirkt die Kompressionstherapie optimal?

Die Kompressionstherapie entfaltet dann ihre optimale Wirkung, wenn der Patient in fußgerechtem Schuhwerk läuft. Die Schuhe sollten ein gutes Abrollen erlauben, damit die Wadenmuskelpumpe aktiviert wird. Die Kompressionstherapie ist eine AKTIVE Therapie!!! Der Venenkranke muss an seiner Heilung mitarbeiten und darf sich nicht schicksalsergeben mit seinem Leiden arrangieren. Bei den Kompressionsverbänden und -strümpfen ist ein möglichst ***hoher Arbeitsdruck*** bei ***niedrigem Ruhedruck*** und ausreichendem Tragekomfort das Ziel. So kann die Wadenmuskelpumpe beim Laufen die Beinvenen auspressen (hoher Arbeitsdruck), während das Blut in der Entspannungsphase frei zirkulieren kann (niedriger Ruhedruck). Auf diese Weise wird eine Durchblutungssituation erreicht, die ein ganztägiges Tragen von Kompressionsstrümpfen oder -Verbänden erträglich macht.

Welche Formen der Kompressionstherapie gibt es?

Für eine Kompressionstherapie stehen medizinische Kompressionstrümpfe, verschiedene Kompressionsverbände und die manuelle und apparative Form der Lymphdrainage zur Verfügung, die im Folgenden erklärt werden.

Wie wird der Kompressionsverband richtig angelegt?

Voraussetzung für eine Wirksamkeit des Kompressionsverbandes ist ein sorgfältiges und richtiges Anlegen. Das ist nach verschiedenen Techniken möglich. Der Kompressionsverband wird meist als Unterschenkelverband und nur bei bestimmten Erkrankungen in Kombination mit einem Oberschenkelverband angewandt. Entscheidend ist, dass der Kompressionsverband wirksam entstaut und vom Patienten sowohl beim Gehen als auch in Ruhe als angenehm empfunden wird.
In unserer Darstellung zum Anlegen eines Kompressionsverbandes haben wir die Methode nach Pütter gewählt, die sich in Klinik und Praxis bewährt hat. Zunächst wird eine 1. Binde in der Knöchelgegend, beginnend entsprechend der Abbildung von innen nach außen, zunächst zum Vorfuß und dann bis unterhalb des Knies gewickelt und auf sich selbst mittels Klebestreifen fixiert. Im

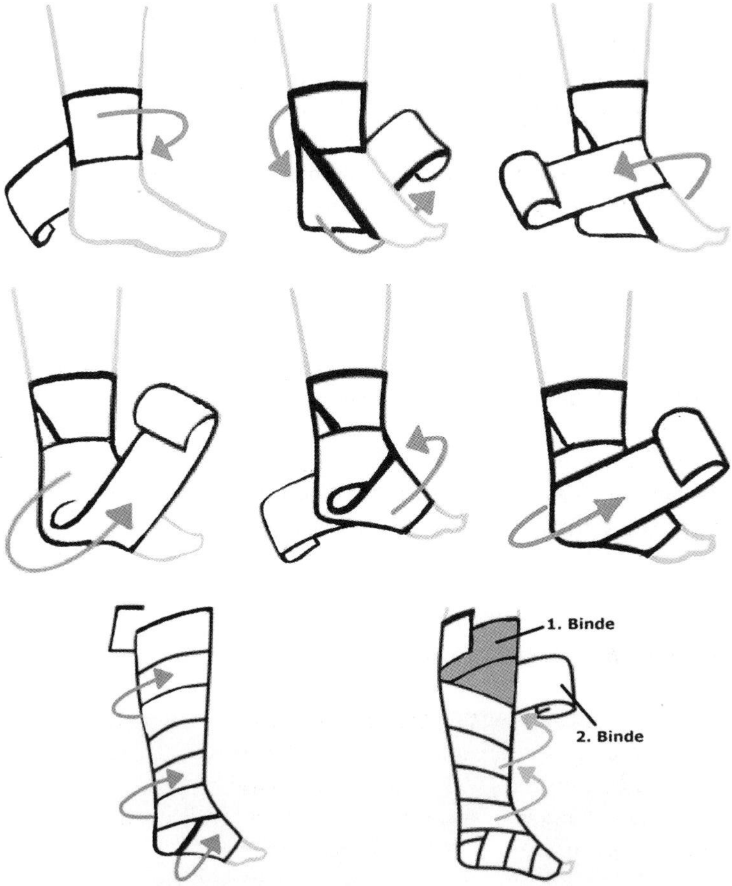

Abbildung 5.2: Anlegen eines Pütterverbandes: Der Fuß sollte rechtwinklig aufgestellt werden. Die erste Kurzzugbinde wird im Bereich der Fessel aufgelegt und von außen nach vorne, nach innen und nach hinten gewickelt. Nach 2 spiraligen Touren wird Richtung Zehengrundgelenk gewickelt, anschließend zurück zur Ferse und spiralig den Unterschenkel hoch bis unterhalb des Knies. Dort wird das Ende mit 2 Klebestreifen fixiert. Mit einer zweiten Kurzzugbinde beginnt man am Vorfuß und wickelt gegenläufig zur ersten Binde spiralig über die Ferse bis unter das Knie. Das Bindenende wird dort mit Klebestreifen oder Klammern befestigt.

Anschluss daran wird nun eine 2. Binde am Vorfuß, beginnend jedoch gegenläufig, also von außen nach innen, bis unterhalb des Knies gewickelt und fixiert. Wichtig zu beachten ist, dass die 2. Binde das Zehengrundgelenk mit einschließt, wie in den Abbildungen dargestellt. Die Ferse sollte in den Verband eingewickelt werden, damit kein Druckfenster entsteht. Eine Abnahme des Anpressdruckes vom Zehengrundgelenk zum Knie ist anzustreben und kann durch entsprechendes Anziehen der Wickel erreicht werden.
Zur Kontrolle der Durchblutungssituation kann man den Patienten nach Anlage des Verbands 30 Minuten zügig in seinem Schuhwerk gehen lassen. Tritt keine bläuliche Verfärbung des Vorfußes auf, ist der Verband nicht zu stramm.

Was ist ein 4-Lagenverband, und wann kommt er zur Anwendung?

Der 4-Lagenverband kann alternativ zum Pütterverband angelegt werden. Er bietet den Vorteil, dass er auch in der Phase der Ödemreduktion nur 1–2 mal pro Woche gewechselt werden muss. Er be-

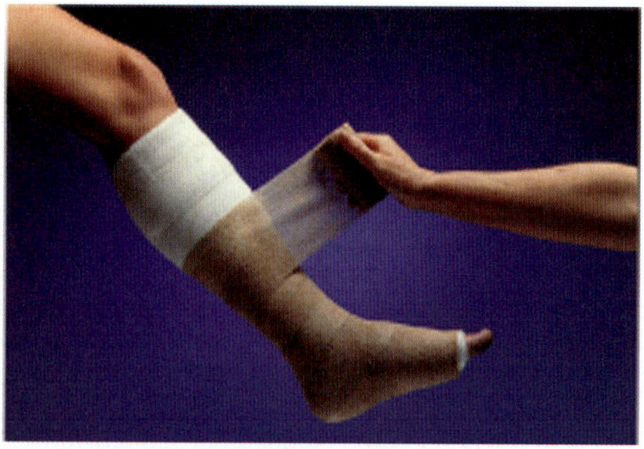

Abbildung 5.3: Der 4-Lagen-Verband (Profore) bietet eine gute Alternative zum Pütter-Verband. (Bild: Smith & Nephew GmbH)

steht aus Watte, einer Langzugbinde in Spiralform gelegt, einer Kurzzugbinde als 8-er Figur und einer abschließenden selbstklebenden Kurzzugbinde. Vorteilhaft bei dieser Verbandstechnik ist der gute Sitz über mehrere Tage. Er ist damit besonders für Patienten geeignet, die nicht täglich einen neuen Verband durch speziell geschulte Therapeuten bekommen können.

Was ist der Unterschied zwischen Kurz- und Langzugbinden?

Kurzzugbinden verfügen über eine geringe Dehnbarkeit und ermöglichen so eine straffe Kompression bis in die **tiefen Venen.** Sie werden täglich neu angelegt und lassen sich so bei der Abschwellung von Stauungen gut den Veränderungen des Beinumfangs anpassen. Kurzzugbinden sind geeignet zur Einleitung und Fortführung der Behandlung.
Langzugbinden schmiegen sich durch höchste Dehnbarkeit der Beinform an und sorgen für eine Kompression der ***oberflächlichen Venen.*** Langzugbinden kommen in Deutschland in der Therapie der chronischen Veneninsuffizienz nur in Kombination mit Kurzzugbinden in sog. 4-Lagenverbänden zur Anwendung.

Welche Arten von Kompressionsstrümpfen gibt es?

Die heutigen Kompressionstrümpfe haben mit den »Gummistrümpfen« von einst nicht mehr viel gemeinsam. Die Vorurteile, die noch vor Jahren gegenüber Kompressionsstrümpfen galten, sind bei der heute angebotenen Vielfalt von Modellen, Materialien (z. B. Microfaser, Baumwolle) und Farben eigentlich nicht mehr berechtigt. Kompressionsstrümpfe müssen weder unbequem noch hässlich oder schmerzhaft sein, wenn sie individuell angepasst und nach den eigenen Bedürfnissen ausgesucht sind.
Mittlerweile steht eine Vielzahl verschiedenster Modelle zur Verfügung. Diese werden entweder standardisiert in verschiedenen

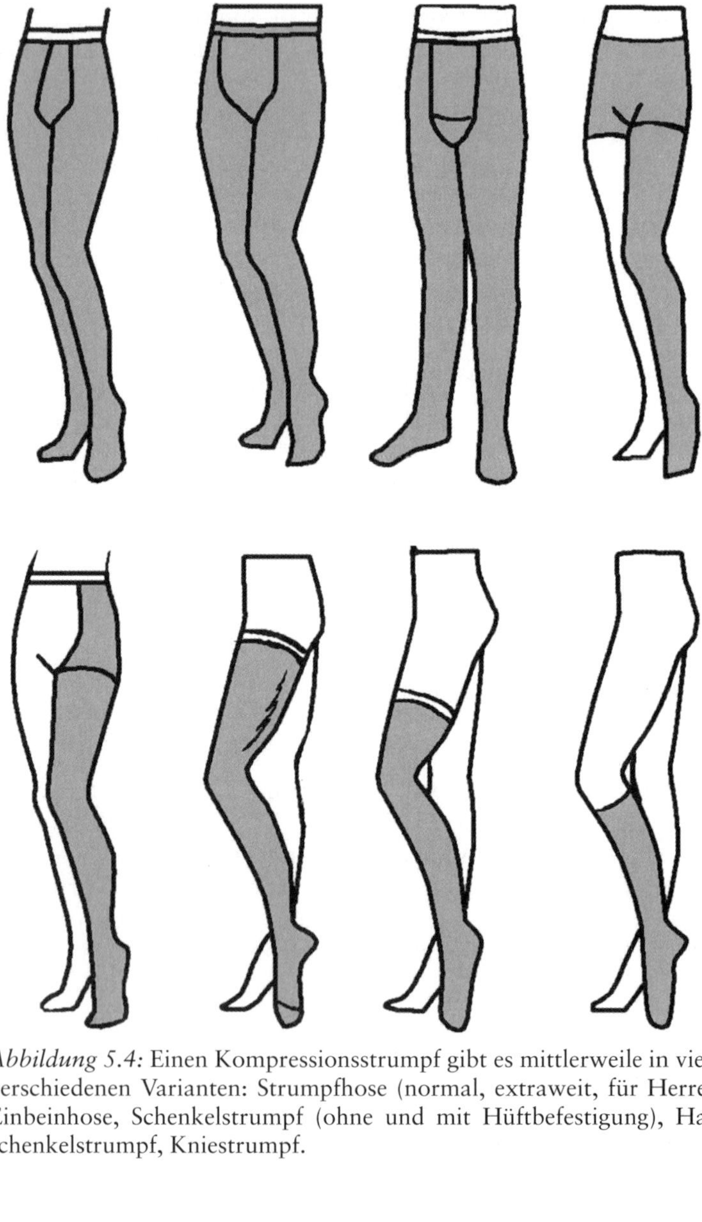

Abbildung 5.4: Einen Kompressionsstrumpf gibt es mittlerweile in vielen verschiedenen Varianten: Strumpfhose (normal, extraweit, für Herren), Einbeinhose, Schenkelstrumpf (ohne und mit Hüftbefestigung), Halbschenkelstrumpf, Kniestrumpf.

Größen angefertigt oder können in besonderen Fällen individuell nach Maß angepasst werden. Es gibt sie mit offener und geschlossener Fußspitze, mit und ohne Haftband am Oberschenkel.

Gibt es auch moderne Kompressionsstrümpfe?

Die Zeiten, in denen Kompressionsstrümpfe von weitem als »omabraune Gummistrümpfe« zu erkennen und nur in wenigen Farben erhältlich waren, sind vorbei. Die Herstellerfirmen der Kompressionsstümpfe haben mittlerweile ein modisch akzeptables Sortiment verschiedenster Strumpfformen, Materialien und Farben kreiert. Die meisten Hersteller bieten ihre Kompressionsstrümpfe in verschiedenen Braun-, Blau-, Grün- und Grautönen sowie in Schwarz oder Cremefarbe an. Die Materialien variieren von festem Gestrick für schwere Formen der Veneninsuffizienz (> Grad III) bis zu seidig schimmernden Strumpfhosen, die zusätzlich einen Bodymassage-Effekt aufweisen.

Wo bekommt man medizinische Kompressionsstrümpfe?

Die Strümpfe gibt es im Sanitätshaus, in Fachpraxen, Fachkliniken und teilweise auch in Apotheken. Das Personal sollte besonders geschult sein und kompetente Antworten rund um die Kompressionstrümpfe geben können. Insbesondere ein korrektes Abmessen der Beine ist notwendig, um die optimale Strumpfgröße auszuwählen und eine optimale Wirkung zu erzielen.

Welchen Druck sollte ein Kompressionsstrumpf ausüben?

Welcher Druck der richtige ist, hängt von dem zu behandelnden Venenleiden ab.
Der Druck des Kompressionstrumpfes ist dabei jeweils im Bereich der Knöchel am größten und nimmt zum Oberschenkel hin ab.

Tabelle 5.1: Kompressionsklassen und ihre Anwendungsbereiche

Klasse	Art der Kompression	Druck	Anwendung bei
1	Leichte Kompression	Ca. 20 mmHg	Schwere- und Müdigkeitsgefühl in den Beinen, geringe Varikose ohne Ödemneigung, beginnende Schwangerschaftsvarikose
2	Mittlere Kompression	Ca. 30 mmHg	stärkeren Beschwerden, ausgeprägte Varikose mit Ödemneigung, stärkere Schwangerschaftsvarikose, posttraumatische Schwellungszustände, nach Abheilung von Ulzerationen oder oberflächlichen Thrombophlebitiden, nach Verödung oder Varizenoperation
3	Kräftige Kompression	Ca. 40 mmHg	Folgezuständen der konstitutionellen/postthrombotischen venösen Insuffizienz, schwere Ödemneigung, sekundäre Varikose, *Atrophie blanche*, Dermatosklerose, nach Abheilung rezidivierender Ulzera
4	Sehr kräftige Kompression	> 60 mmHg	Lymphödemen, Elefantiasis

Wie wird die richtige Größe des Kompressionsstrumpfes herausgefunden?

Damit ein Kompressionsstrumpf seine volle Wirksamkeit entfalten kann und nicht mehr Schaden als Nutzen anrichtet, muss er richtig passen. Dafür müssen mit Hilfe eines Messbretts und eines Maßbandes Umfangs- und Längenmaße ermittelt werden. Maß genommen werden sollte nur am ödemfreien, nicht gestauten Bein zum Beispiel morgens unmittelbar nach Entfernen des Kompressionsverbandes.

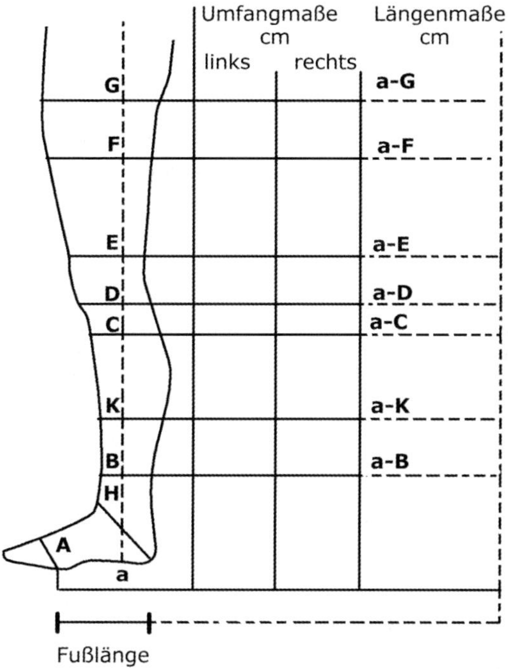

Abbildung 5.5: An den vorgegebenen Stellen wird für den Kompressionsstrumpf Maß genommen und die richtige Größe ermittelt. Nur ein gut angepasster Strumpf ermöglicht eine korrekte Kompression.

Welcher Strumpf ist wann der richtige?

Prinzipiell gilt der Grundsatz: so lang wie nötig, so kurz wie möglich. In den meisten Fällen sind Wadenstrümpfe ausreichend. In der warmen Jahreszeit können Wadenkompressionstrümpfe wegen des geringeren Wärmestaus bevorzugt werden, da die entscheidenden Schäden der chronischen Veneninsuffizienz in der Regel den Unterschenkel betreffen.
Schenkelstrümpfe und Kompressionsstrumpfhosen können dann indiziert sein, wenn das Venenleiden auch die Oberschenkeletage

betrifft (proximale Leitveneninsuffizienz; proximale, ausgeprägte Insuffizienz der *Vena saphena magna*; Zustand nach varizenausschaltenden Maßnahmen am Oberschenkel). Allerdings sind auch hier Unterschenkelstrümpfe meist ausreichend.
Falls bei Frauen mit konischer Beinform Knie- oder Schenkelstrümpfe erforderlich sind, empfiehlt es sich, solche mit »Webansatz« zur Befestigung am Hüftgürtel oder Mieder zu verordnen. Kniestrümpfe dürfen niemals am oberen Ende einfach umgeschlagen werden. Es können auch Tragegurte und wenig dehnbare Halterungen für die Befestigung der Strümpfe (je Bein drei Stück) verordnet werden.
Bei stark adipösen Oberschenkeln, bei Schwangerschaftsvarikose und bei Frauen, die keinen Hüftgürtel tragen können, ist anstatt Halbschenkel- bzw. Schenkelstrümpfen die Verordnung von Kompressionsstrumpfhosen möglich, die in allen vier Kompressionsklassen lieferbar sind. Derartige Strumpfhosen können sowohl als ganze Strumpfhosen für beide Beine als auch als halbe Strumpfhosen für nur ein Bein geliefert werden. Letztere haben vor allem ihre Indikation nach durchgemachter einseitiger Becken- oder Oberschenkelvenenthrombose sowie bei einseitigem Lymphödem.

Konfektionsstrumpf oder Maßanfertigung?

Um eine optimale Wirksamkeit zu erzielen, dürfen Kompressionsstrümpfe weder zu eng noch zu weit sein. Je stärker die Kompressionsklasse, desto höher muss die Passgenauigkeit sein. Deshalb ist für die Klasse 3 in den meisten Fällen und für die Klasse 4 ausschließlich eine Maßanfertigung erforderlich. Abweichungen von den normalen Beinproportionen verlangen aber auch bei niedrigeren Klassen Maßanfertigungen. Bei Strümpfen mit der Kompressionsklasse 1 und 2 gilt: In über 80 % der Fälle können nach exaktem Ausmessen des Beines vorgefertigte Konfektionsstrümpfe angewandt werden, die ein gutes Sanitätshaus in der Regel vorrätig hat.

Wie ziehe ich den Kompressionsstrumpf richtig an?

Beim Anziehen der Kompressionsstrümpfe empfiehlt es sich, scharfkantige Schmuckstücke abzulegen. Zum Schutz des Gestrickes der teuren Kompressionsstrümpfe vor langen Fingernägeln, Ringen u. ä. haben sich Haushalts-Gummihandschuhe bewährt. Zum Anziehen sollte der Fuß auf einen Stuhl, Hocker oder die Bettkante aufgesetzt werden. Der Kompressionstrumpf ist nun mit beiden Händen zu straffen. Nun kann man von oben bis zum Fußteil in den Strumpf durchgreifen und die Innenseite nach außen wenden. Dann wird der Fußteil von der Ferse an nach innen gestülpt.

Es fällt mir schon schwer, meine normalen Strümpfe anzuziehen, wie soll ich da erst mit Kompressionsstrümpfen zurechtkommen?

Zur Erleichterung des Anziehens gibt es eine Reihe verschiedenster Anziehhilfen, die in verschiedenen Ausführungen für alle Fußgrößen erhältlich sind. Man unterscheidet dabei sog. Gleithilfen und mechanische Hilfen.
Alternativ stehen Strümpfe mit Reißverschluss und Unterziehstrümpfe zur Verfügung. Es können auch 2 Kompressionstrümpfe niedrigerer Kompressionsklassen übereinander gezogen werden (Addition).

Nach welchem Prinzip funktionieren die Gleithilfen?

Beispiele für die Gleithilfen sind die Eureka-Anziehsocke, der Easy-Slide, der Venotrain-Glider oder die Krawatte (jede handelsübliche Herrenkrawatte). Sie alle werden vor dem Anziehen des Kompressionsstrumpfes über den Fuß gezogen und erleichtern so das Überwinden der »Problemzonen« Ferse und Spann und das Hochziehen des Strumpfes.

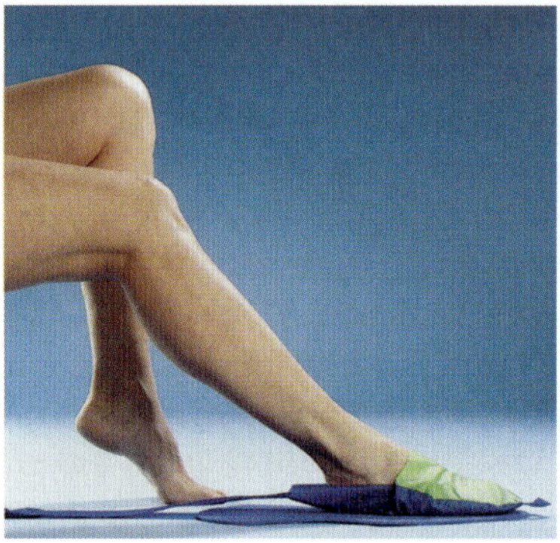

Abbildung 5.6: Gleithilfe zum Anziehen von Kompressionsstrümpfen (Bild: Bauerfeind-Phlebologie GmbH & Co KG).

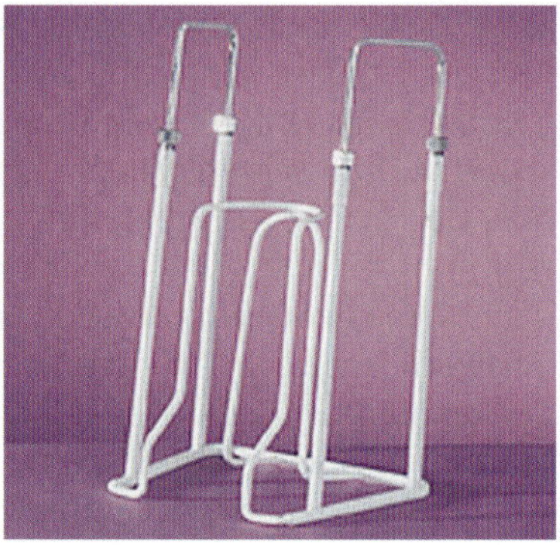

Abbildung 5.7: Mechanische Anziehhilfen gibt es in verschiedenen Formen und Größen (Bild: Medi Bayreuth).

Welche mechanischen Anziehhilfen gibt es?

Zu den mechanischen Anziehhilfen gehören der MediButler und der Stocking-Applikator. Der MediButler ist zusammenklappbar auch als Reiseversion erhältlich.
Bei beiden Geräten wird der Kompressionsstrumpf von unten über den Metallrahmen gespannt, so dass er geweitet ist und ein bequemes Einsteigen mit dem Fuß ermöglicht.

Mein Kompressionsstrumpf rutscht, obwohl er optimal angepasst ist. Was kann ich tun, damit der Kompressionsstrumpf besser hält?

Eine optimale Befestigung des Kompressionsstrumpfes ist für seine Wirksamkeit von großer Bedeutung. Besonders bei Halbschenkel- und Schenkelstrümpfen kann es manchmal schwer sein, den Strumpf zu fixieren. Verrutscht der Strumpf, verschieben sich auch die Druckwerte, und der Therapieerfolg wird in Frage ge-

stellt. Es kann durch Einschnürungen und Stauungen sogar zur Verschlechterung des Zustandes kommen. Zur besseren Befestigung stehen Hautkleber, Strümpfe mit Haftrand oder Webansatz (Befestigung an Hüftgürtel, Mieder, Tragegurt), Strümpfe mit Hüftbefestigung oder Leibteil sowie Strumpfhalter und Leibgurte zur Verfügung.
Auf keinen Fall sollten die Kompressionsstrümpfe am oberen Ende umgeschlagen werden. Zusätzliche Gummibänder oder Ähnliches, was in Eigenregie zur Befestigung der Strümpfe verwendet werden könnte, sind ebenfalls verboten, da es den venösen Rückfluss verschlechtert.

Bezahlt die Krankenkasse die Kompressionstrümpfe?

Ist ein Kompressionsstrumpf ärztlich verordnet, wird die Krankenkasse in der Regel den Großteil der Kosten übernehmen. Gemäß einem Gesetz vom 01. Juli 1997 sind Venenpatienten jedoch verpflichtet, 20% des Verkaufspreises aus eigener Tasche zu bezahlen. Initial können aus hygienischen Gründen 2 Strümpfe/ 2 Paar Strümpfe zum Wechseln verschrieben werden. In der Folge besteht bei weiter bestehender Indikation alle 6 Monate Anspruch auf eine neue Verordnung. Auf der Verordnung muss die Anzahl der Strümpfe, die erforderliche Länge (Wadenstrumpf, Schenkelstrumpf usw.) und die Kompressionsklasse angegeben werden. Zusätzlich können je nach Sachlage Maßanfertigungen und Halterungen verordnet werden. Bei starkem Verschleiß können Kompressionsstrümpfe auch vor Ablauf der Halbjahresfrist erneut verordnet werden.

Wie sind die Kompressionsstrümpfe zu pflegen?

Zur Erhaltung der Kompressionswirkung sollten Kompressionsstrümpfe sehr schonend behandelt werden:

- Je nach Herstellerangaben Hand- oder Maschinenwäsche (Schongang), täglich bis jeden 2. Tag
- Verwendung von handelsüblichen nicht-bleichenden Feinwaschmitteln, keine Weichspüler
- Wassertemperatur 30 °C bis 40 °C
- Gut ausspülen, aber nicht schleudern oder wringen, sondern nur leicht ausdrücken
- Auf einem Handtuch an der Luft oder im Schongang Ihres Trockners trocknen, niemals bügeln

Kompressionsstrümpfe und -strumpfhosen mit synthetischen Elastanfäden sind weitgehend unempfindlich gegen Sonneneinstrahlung sowie Fette und Öle, wie sie z. B. in Salben vorkommen. Einwandfreies Schuhwerk sowie sorgfältige Fußpflege schonen die feinen Fasern und tragen so zu einer langen Lebensdauer der Strümpfe bei. Abstehende Faserenden können zur Bildung von Faserknötchen führen (Pilling). Dieses ist ein ganz normaler Vorgang, der sich bei allen Textilien bilden kann, und ist kein Reklamationsgrund. Alle Kompressionsstrumpfartikel aus dem Sanitätshaus oder der Apotheke sind qualitätsgeprüft. Sie tragen das Gütezeichen der Gütezeichengemeinschaft und unterliegen einer regelmäßigen Prüfung durch das neutrale Forschungsinstitut Hohenstein. Treten dennoch Reklamationen auf, sollte sich der Patient an sein Sanitätshaus oder seine Apotheke wenden und nicht selbst versuchen, die Strümpfe zu reparieren.

Wie lange hält ein Kompressionstrumpf, wenn er täglich getragen wird?

Bei täglichem Tragen hält die medizinische Wirkung eines Kompressionstrumpfes etwa 6 Monate an. Dann lässt die Festigkeit des Gestrickes nach, und die optimale Wirksamkeit kann nicht mehr gewährleistet werden.

Es gibt doch auch Stützstrümpfe. Sind die gleichwertig mit den Kompressionsstrümpfen zu sehen?

Stützstrümpfe haben im Gegensatz zu Kompressionstrümpfen eher prophylaktische Aufgaben. Sie unterstützen und verbessern die Blutzirkulation, sind aber nicht in der Lage, eine den Kompressionsstrümpfen gleichwertige Druckwirkung zu erzielen. Ihre Druckwerte liegen oft noch unter denen eines Kompressionsstrumpfes der Klasse I. Sie sind nur bei einfachen Varikosefällen ohne Ödem und prophylaktisch bei Schwangeren zu empfehlen. Bei Vorliegen eines Venenleidens sind medizinische Kompressionsstrümpfe mit ausreichend hohen Druckwerten vorzuziehen. Stützstrümpfe sind nicht verordnungsfähig.

Was hat es mit den sog. Antithrombosestrümpfen auf sich? Sind sie eine Alternative zum Kompressionsstrumpf?

Sog. Antithrombose- oder Bettstrümpfe, wie sie z.B. nach einer Operation zu tragen sind, sind ausschließlich für bettlägerige Patienten bestimmt und haben infolge ihrer geringen, oft nicht individuell angepassten Druckwirkung beim mobilen Patienten keinen wesentlichen Effekt. Ihr Sinn liegt in der Thromboseprophylaxe beim bettlägerigen Patienten.

Macht es einen Unterschied, ob ich einen Kompressionsstrumpf oder einen Verband trage?

Besonders bei ausgeprägten Ödemen kann es zumindest zu Beginn der Behandlung sinnvoll sein, einen Verband anzulegen, da dieser sich bei zunehmender Entwässerung des Beines immer wieder an die neuen Verhältnisse anpassen lässt. Insbesondere in den ersten Tagen der Kompressionstherapie kann sich der Umfang des Beines so stark verändern, dass es notwendig ist, den Verband täglich zu wechseln. Ist das Bein schließlich optimal entstaut, dient der Strumpf der Erhaltungstherapie. In der Regel ist der Strumpf beim entstauten Bein günstiger, da er einen besseren Sitz am Bein hat und weniger rutscht als ein Kompressionsverband. Dadurch wird eine konstantere Druckwirkung ermöglicht. Außerdem kann mit dem Kompressionsstrumpf normales Schuhwerk getragen werden, während Kompressionsverbände oft einen weiter geschnittenen Schuh erfordern.

Kann der Kompressionsverband schaden, wenn zusätzlich zur venösen auch eine arterielle Durchblutungsstörung vorliegt?

Im wesentlichen wirkt der Kompressionsverband auf die Venen, da sie einen geringen Innendruck und eine leicht verformbare Gefäßwand haben. Der Kompressionsverband reduziert die arterielle Durchblutung nur gering und schadet dem **gesunden** Arteriensystem mit seinem hohen Innendruck und der muskelstarken Wand keineswegs. Er ist jedoch **bei schweren arteriellen Durchblutungsstörungen** absolut kontraindiziert und darf nicht angewandt werden. Kritisch sind Blutdruckwerte von weniger als 60–80 mmHg im Knöchelbereich. Wird die arterielle Durchblutung durch den Kompressionsstrumpf in kritischer Weise vermindert, kommt es zu starken Schmerzen. Bei Patienten, bei denen gleichzeitig Nervenschädigungen im betreffenden Bein vorliegen, können durch die weitere Verschlechterung der Durchblutung durch den Verband Gewebeschäden entstehen und unbemerkt bleiben.

Gibt es Fälle, in denen keine Kompressionstherapie angewandt werden darf?

Als Kontraindikation für eine Kompressionstherapie gelten fortgeschrittene arterielle Durchblutungsstörungen (Stadium III und IV), stark nässende Stauungsekzeme, akute septische Venenentzündungen, schwere Grunderkrankungen mit ausgeprägter Herzschwäche oder erheblichem Bluthochdruck, Sensibilitätsstörungen der Gliedmaßen, chronische Polyarthritis sowie Allergien und Unverträglichkeiten gegen das verwendete Material.

Macht auch die manuelle Lymphdrainage Sinn?

Grundsätzlich kann bei Venenleiden auch die manuelle Lymphdrainage angewandt werden. Durch die manuelle Lymphdrainage wird die Funktion der Lymphgefäßeinheiten verbessert und eine Flüssigkeitsverschiebung erreicht. Das fördert den Flüssigkeitsabtransport und die Bildung von Kollateralgefäßen. Die Wirkung ist jedoch nicht in erster Linie mechanisch zu verstehen. Die manuelle Lymphdrainage führt über das vegetative Nervensystem zu einer Umstimmung des Organismus hin zu Ermüdung, Entspannung und Regeneration. Zusätzlich wirkt sie über eine Hemmung der Schmerzrezeptoren schmerzlindernd. Nach der Behandlung sollten die Extremitäten bandagiert werden, um eine erneute Flüssigkeitsbehandlung im behandelten Gebiet zu vermeiden.

Wann darf die manuelle Lymphdrainage nicht angewandt werden?

Eine manuelle Lymphdrainage darf generell nicht durchgeführt werden bei einer dekompensierten Herzinsuffizienz, d. h. bei einer Herzschwäche, die starke Symptome verursacht. Außerdem darf sie nur nach sorgfältiger Risikoabschätzung angewandt werden bei lokalen akuten Entzündungen oder bei sog. »malignen« Lymphödemen (d. h. Lymphödeme, die durch eine aktive Krebserkrankung verursacht werden).
Bei Thrombosen oder Venenentzündungen an den Beinen sollte dort keine manuelle Lymphdrainage durchgeführt werden. Schwere Hautentzündungen sollten vor Beginn der Lymphdrainage mit einer adäquaten Therapie angegangen werden.

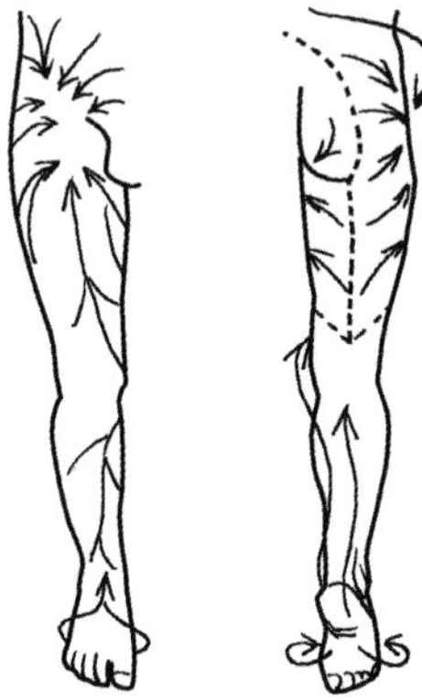

Abbildung 5.8: Prinzip der manuellen Lymphdrainage am Bein.

Wie läuft die manuelle Lymphdrainage am Bein ab?

Die manuelle Lymphdrainage der einzelnen Körperregionen läuft nach einem jeweils eigenen Schema ab. Für das Bein besteht sie aus folgenden Anwendungsschritten:

- Effleurage in Abflussrichtung (Streichmassage)
- Behandlung der Leistenlymphknoten
- Oberschenkelbehandlung
- Kniebehandlung
- Unterschenkelbehandlung
- Fussbehandlung
- Abschlusseffleurage (Streichmassage)

Ich habe von der apparativen Lymphdrainage gehört. Kommt dieses Verfahren für Venenpatienten in Frage?

Neben Bandagen, Kompressionsstrümpfen und manueller Lymphdrainage gehören Geräte zur apparativen intermittierenden Kompression zum anerkannten Standard der ärztlich indizierten

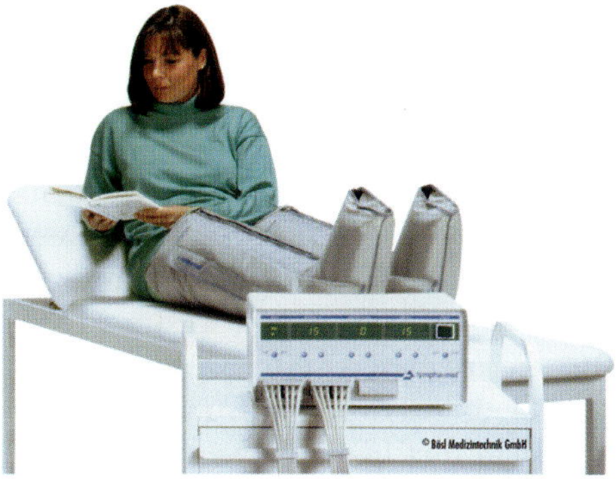

Abbildung 5.9: Apparative intermittierende Kompressionstherapie (Bild: Bösl-Medizintechnik).

Therapien bei venösen und lymphatischen Erkrankungen. Sinnvoll ist die apparative intermittierende Kompression bei schwer behandelbaren Fällen in Ergänzung zu Kompressionsverbänden und -strümpfen sowie manueller Lymphdrainage.

Wie hoch sollte der Druck bei der apparativen Kompression gewählt werden?

Die Druckwerte sollten manuell einstellbar sein und individuell angepasst werden. Auf keinen Fall sollten Drücke über 100 mmHg angewandt werden.

Wie funktioniert das Prinzip der apparativen Lymphdrainage?

Die apparative Lymphdrainage (intermittierende apparative Kompressionstherapie) presst wie die manuelle Lymphdrainage das Wasser aus den Geweben. Dazu werden die Kammern so aufgeblasen, dass der Druck vom Fuß zum Oberschenkel aufgebaut wird. Ein Rückstau von Flüssigkeit wird somit ausgeschlossen.

Wann macht eine apparative Lymphdrainage Sinn?

Eine apparative Lymphdrainage kann durchgeführt werden bei primären Lymphödemen, sekundären Lymphödemen ohne Abflussstörungen, Lipödemen, posttraumatischen oder venösen Ödemen, beim *Ulcus cruris venosum*, im Rahmen der Thromboseprophylaxe oder bei Stauungszuständen infolge längerer Immobilisation (arthrogenes Stauungssyndrom, Lähmungen). Beim Vorliegen einer peripheren arteriellen Verschlusskrankheit sollte eine apparative Lymphdrainage nur unter strenger Kontrolle und mit größter Vorsicht durchgeführt werden.

Wann sollte keine apparative Lymphdrainage durchgeführt werden?

Auf keinen Fall darf eine apparative Lymphdrainage bei einem frischen Herzinfarkt oder einer schweren Herzschwäche durchgeführt werden. Auch das Vorliegen eines Lungenödems oder von Ödemen, die durch Erkrankungen des Herzens oder der Niere bedingt sind, spricht gegen eine apparative Lymphdrainage. Eine Thrombophlebitis, Thrombose, der Verdacht auf eine Thrombose und Unterschenkelverletzungen sind Kontraindikationen für eine apparative Lymphdrainage. Liegen Tumore im Abflussbereich oder treten Schmerzen während der Therapie auf, sollte die Indikation zur apparativen Lymphdrainage streng kontrolliert werden.

Darf bei einer Wundrose eine apparative Lymphdrainage durchgeführt werden?

Eine Wundrose tritt bevorzugt im ödematös geschwollenen Bein auf und erweist sich hier oft als besonders resistent gegen die verabreichten Antibiotika. Durch die apparative Lymphdrainage kann das Ödem reduziert und damit die Durchblutung verbessert werden. Mit der besseren Durchblutung ist es möglich, höhere

Wirkspiegel des Antibiotikums im Bereich der Wundrose zu erzielen. Insgesamt ist bei der Durchführung der apparativen Lymphdrainage beim Vorliegen einer Wundrose jedoch erhöhte Vorsicht geboten. Die Therapie sollte hierbei auf keinen Fall zu Hause mit einem Heimgerät, sondern nur unter engmaschiger ärztlicher Kontrolle durchgeführt werden. Dies ist oft nur im Rahmen eines stationären Aufenthaltes möglich.

Gibt es verschiedene Systeme zur apparativen Lymphdrainage?

Eine aktuelle Neuerung auf dem Sektor der apparativen intermittierenden Kompression ist der Einsatz eines Drei-Phasen-Gradient-Systems. Statt der bisher eingesetzten Manschetten, die von distal bis proximal den gleichen Druck aufbauen, realisiert das Gradientsystem ein aufsteigendes Druckgefälle (100 %–80 %–60 %). Damit wird ein stetiger Durchfluss über das gesamte Bein gewährleistet, da die aus dem hohen Druckbereich (100 %) mobilisierte Flüssigkeit den Bereich des niedrigen Druckbereiches

Tabelle 5.2: Man unterscheidet verschiedene Gerätetypen zur apparativen Lymphdrainage.

Einkammersysteme	Üben den gleichen Druck auf das gesamte Bein (oder den gesamten Arm) aus. Sie sind relativ preiswert und haben oft einen ausreichenden Effekt.
Mehrkammersysteme (3–6 Kammern)	Enthalten mehrere Kammern, die sich nacheinander von unten nach oben hin aufblasen. Sie sind bei Venenproblemen und einfachen Lymphödemen einsetzbar.
Vielkammersysteme (ab 12 Kammern)	Sind bei schwierigen lang anhaltenden Venenproblemen und besonders bei therapieresistenten Lymph- oder Lipödemen sinnvoll. Sie schieben die Lymphflüssigkeit gezielt und am schonendsten von unten nach oben. Sie ahmen die manuelle Lymphdrainage am ehesten nach.

(80 %, 60 %) ungehindert passieren kann. Für den Patienten ist die durchschnittliche Druckbelastung niedriger als bei den herkömmlichen Geräten. Bislang gibt es kaum kontrollierte Studien zu den unterschiedlichen Gerätetypen.

Kann ich die apparative Lymphdrainage auch zu Hause durchführen?

Ist eine Dauerbehandlung mit der apparativen Lymphdrainage vorgesehen, kann nach vorheriger Rücksprache mit der Krankenkasse ein Heimgerät verordnet werden. Die Anwendungszeit sollte 2 Stunden pro Tag jedoch nicht überschreiten.

Wie wird die apparative Lymphdrainage durchgeführt?

Während der Therapie liegt der Patient. Die Manschette muss dem Beinumfang angepasst und ausreichend lang sein. Bei Lymphödemen, die das ganze Bein betreffen, und Lipödemen (die bis oberhalb des Beckenkamms reichen) sollte der Beckenbereich in optimaler Weise eingeschlossen werden können, da ansonsten ein Stau unterhalb der Leiste entstehen kann. Hier ist eine Hosenmanschette, die den Leistenbereich übergangslos erfasst, besonders geeignet.

Viele Venenpatienten haben zusätzlich zur Veneninsuffizienz ein Lymphödem. Gibt es zusätzlich zur manuellen und apparativen Lymphdrainage medikamentöse Therapieoptionen?

Eine optimale medikamentöse Therapie für das Lymphödem, welche die Kompressionstherapie und Lymphdrainage ersetzen kann, gibt es nicht. Diuretika sind zwar in der Lage, das Wasser aus den

ödematösen Gliedmaßen zu entfernen, lassen jedoch das angestaute Eiweiß zurück und die Einweißkonzentration steigen. Dadurch erhöht sich der Reiz zur Gewebeneubildung und die gestaute Region verhärtet noch mehr.
Auch für Selen und Vitamine, die Betroffenen gelegentlich empfohlen werden, konnte keine eindeutige Wirksamkeit belegt werden. Zudem ist bei normaler Ernährung davon auszugehen, dass der Körper ausreichend mit diesen Substanzen versorgt ist und keine zusätzliche (teure) Zufuhr notwendig ist.
Pflanzliche Arzneimittel mit dem Wirkstoff Cumarin (z. B. Venalot®) sind in der Lage, den Eiweißgehalt in eiweißreichen Ödemen zu vermindern, und haben einen positiven Effekt auf Lymphödeme (→ 5.5 Medikamentöse Therapie von Venenleiden).

5.2 Welche Therapiemöglichkeiten gibt es bei Krampfadern? Fragen zur Therapie von Krampfadern

Was passiert, wenn Krampfadern nicht behandelt werden?

Krampfadern sind nicht nur unschön, sondern können aufgrund des gestörten Blutflusses in den Venen Beinbeschwerden bereiten. Durch den erhöhten Druck in den Venen, insbesondere bei Stehen und Sitzen, erweitern sich nicht nur die Venen immer stärker, sondern die restlichen Venenklappen verlieren ihre Funktion. Es kommt zu Spannungsgefühl und Unterschenkelschwellungen, Schmerzen, Hautveränderungen (bräunliche Verfärbung, Verhärtung) und wiederholten Venenentzündungen. Schließlich können Unterschenkelgeschwüre (Ulzerationen, *Ulcus cruris*, »offenes Bein«) entstehen, die langwierig und kompliziert behandelt werden müssen. Da es in den Krampfadern zu einer Verlangsamung und teilweise auch zu fehlgerichteter Strömung des Blutes kommt, kann die Venenerkrankung auf die tiefen Beinvenen übergreifen und sogar zu einer tiefen Beinvenenthrombose führen. Hierdurch können akut eine Lungenembolie oder langfristig irreparable Schäden an den tiefen Beinvenen entstehen.

Welche operativen Möglichkeiten gibt es bei Krampfadern?

Ziel einer Operation bei Krampfadern ist es, den krankhaften Rückfluss im Bein zu beheben und damit die Ursache für typische Stauungsbeschwerden (Schweregefühl, Schwellungen) und die Krampfadern selbst mit ihren Risiken zu entfernen. Es kann versucht werden, defekte Klappen zu rekonstruieren (*Venenklappenrekonstruktion*) oder die defekten Anteile des Venensystems zu entfernen (*Krossektomie, Stripping, Exhairese, Durchtrennung der Perforansvenen*). Darüber hinaus gibt es neuere Verfahren wie die Entfernung der Venen mit einem Spezialraspel (*TriVex*) und die Behandlung der Venen mit Radiowellen oder Laser. Welche Behandlung für den jeweiligen Fall allein oder in Kombination in Frage kommt, muss individuell geklärt werden.

Welche Ärzte behandeln Krampfadern?

Diagnostik und operative Maßnahmen an den Venen sollten nur von in der Behandlung von Venen erfahrenen Ärzten durchgeführt werden. Das sind in erster Linie Phlebologen und Gefäßchirurgen. Die Zusatzbezeichnung »Phlebologe« kann von Hautärzten, Internisten und Chirurgen erworben werden, indem sie über 18 Monate in einer Einrichtung tätig sind, die einen Schwerpunkt in der Phlebologie hat und über die erforderliche Weiterbildungsgenehmigung verfügt. Zuständig für die Verleihung der Zusatzbezeichnung sind die Ärztekammern.

Wann kommt eine Wiederherstellung der Klappenfunktion in Frage?

Sog. Valvuloplastieverfahren sind in der Lage, die Klappenfunktion mit einer akzeptablen Erfolgsrate wieder herzustellen, wenn die Schlussklappe an der *Vena saphena magna* nicht mehr richtig schließt. In der Regel finden diese Verfahren bei jungen Patienten mit einer geringgradigen Venenschädigung der oberflächlichen Venen, insbesondere der *Vena saphena magna*, Anwendung. Bei Klappenschädigungen der tiefen Venen kann man nur in Ausnahmefällen eine Valvuloplastie oder eine Klappentransplantation durchführen.

Wie können Venenklappen repariert werden?

Sowohl bei der externen Valvuloplastie als auch beim sog. Banding wird der Mündungsbereich der *Vena saphena magna* von außen operativ eingeengt, mit dem Ziel, eine Funktionsfähigkeit der erkrankten Mündungsschleusenklappe zu erreichen. Für die Operation ist nur ein kleiner Schnitt in der Leiste notwendig. Durch die Einengung von außen wird die aufgeweitete Vene wieder auf einen normalen Durchmesser gebracht, so dass sich die Venenklappen wieder schließen können. Nach der Korrektur der Venenklappen an der Einmündungsstelle kann sich die Vene auch im weiteren Verlauf wieder normalisieren.

Voraussetzung für den Erfolg dieser Methode ist eine Venenklappe, die durch die Einengung volle Funktionsfähigkeit erlangt. Ist die Venenklappe durch andere krankhafte Prozesse bereits soweit zerstört, dass dieses Ziel nicht erreicht werden kann, ist die Technik nicht einsetzbar.

Wann wird eine Krampfader-Operation durchgeführt?

Die Durchführung einer Krampfaderoperation kommt in Frage bei einer Stammvarikose der oberflächlichen Beinvenen *(Vena saphena magna, Vena saphena parva)*, Seitenastvarikose, Perforansvarikose, Varizenblutung und Komplikationen, die durch eine aufsteigende Varikophlebitis hervorgerufen werden. Meist sind Beschwerden wie Schwellungsneigung, Schmerzen, nächtliche Wadenkrämpfe und Venenentzündungen Grund für eine Operation.

Wann sollte eine Krampfader-Operation auf keinen Fall durchgeführt werden?

Eine Krampfaderoperation sollte bei einem Verschluss der tiefen Bein- und Beckenvenen, wenn die ausgebildeten Umgehungskreisläufe für einen ausreichenden Blutabstrom aus dem Bein notwendig sind, nicht durchgeführt werden. Liegen schwere Allgemeinerkrankungen vor, besteht Bettlägerigkeit oder eine Störung der Blutstillung sowie eine arterielle Verschlusskrankheit oder ein Lymphödem, sollten Nutzen und Risiko sorgfältig abgewogen werden.

Welche Narkose ist für eine Krampfader-Operation die richtige?

Grundsätzlich ist eine Krampfader-Operation in örtlicher Betäubung, insbesondere in Tumeszenzanästhesie, in Vollnarkose oder aber in rückenmarksnaher Anästhesie denkbar. Welches Verfahren im jeweiligen Fall angewandt wird, ist individuell zu klären.

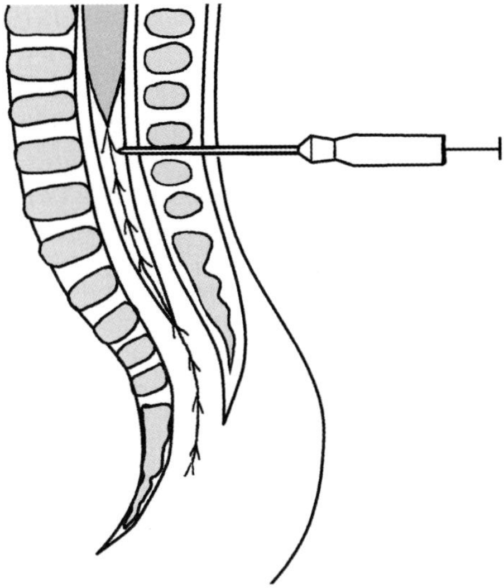

Abbildung 5.10: Rückenmarksnahe Anästhesie. Mit einer speziellen Nadel wird lokal wirksames Betäubungsmittel in den sog. Subarachnoidalraum eingespritzt. Dieser mit Gehirn-Rückenmarksflüssigkeit gefüllte Raum liegt zwischen zwei Häutchen, die zusammen die weiche Rückenmarkshaut bilden. Die Spinalanästhesie erzeugt eine Schmerzfreiheit des unteren Bauchraumes und der unteren Extremitäten.

Was ist eine Tumeszenzanästhesie?

Die Tumeszenzanästhesie ist eine Regionalanästhesie der Haut und des Unterhautfettgewebes, bei der die Operationsareale mit großen Mengen eines verdünnten Mittels zur örtlichen Betäubung durchsetzt werden. Auf diese Weise können große Körperareale in Lokalanästhesie operiert werden, die früher nur in Vollnarkose behandelt werden konnten. Trotz der Verdünnung des örtlichen Betäubungsmittels erhält man mit der Tumeszenzanästhesie aufgrund verschiedener Zusätze eine hervorragende Schmerzfreiheit. Prinzipiell kann die Tumeszenzanästhesie bei den meisten Venenoperationen eingesetzt werden.

Findet der Einriff ambulant oder stationär statt?

Sofern keine besonderen Risiken vorliegen, kann die Krampfader-Operation ambulant vorgenommen werden. Sowohl bei einem ambulanten als auch bei einem stationären Eingriff erfolgt vor der Operation eine exakte Erhebung eines Gefäßstatus zur weiteren Operationsplanung. Bei ambulanten Eingriffen werden die erforderlichen Blutuntersuchungen in der Regel in Zusammenarbeit mit dem Hausarzt durchgeführt.

Bin ich nach der Operation wieder einsatzbereit?

Bei ambulanten Eingriffen sind die Patienten etwa zwei Stunden nach dem Eingriff wieder mobil und können in Begleitung von Angehörigen den Weg nach Hause antreten. In den ersten 24 Stunden nach der Operation muss die ständige Anwesenheit eines Erwachsenen in der Wohnung des Patienten gewährleistet sein. Während dieser Zeitspanne darf kein Fahrzeug geführt werden, und der Genuss von alkoholischen Getränken ist zu vermeiden. Am Tag nach der Operation können sich die Patienten wieder alleine versorgen, sollten aber nicht schwer heben. Laufen oder Liegen sind förderlich, Stehen oder Sitzen sollte vermieden werden. Je nach Heilungsverlauf kann dem Patienten eine Arbeitsunfähigkeit von 1–2 Wochen bescheinigt werden. In Abhängigkeit von der ausgeübten Tätigkeit und dem individuellen Verlauf ist dieser Zeitraum jedoch variabel.

Welche weiteren Behandlungsschritte sind nach dem Operationstag erforderlich?

Bis zur Entfernung des Nahtmaterials nach 7–10 Tagen sind regelmäßige Wundkontrollen erforderlich, die in der Regel vom weiterbehandelnden Phlebologen durchgeführt werden. Dieser sollte auch die Venenfunktion nach der Operation kontrollieren und gegebenenfalls den Operationserfolg durch eine Verödungstherapie (z. B. übrig gebliebene Seitenastvarizen) weiter optimieren.

Welche Komplikationen können bei der Krampfader-Operation auftreten?

Grundsätzlich ist die Krampfaderoperation ein relativ risikoarmer Eingriff. Außerordentlich selten passiert es, dass größere Blutgefäße oder Nerven verletzt werden. In Ausnahmefällen werden kleine Nerven, die mit den Venen verlaufen, geschädigt, was zu umschriebenen Empfindungsstörungen der Haut im entsprechenden Bereich führen kann, die sich jedoch wieder normalisieren können. Lediglich am Unterschenkel können durch das Venenstripping bei bis zu 30 % der Patienten Sensibilitätsstörungen auftreten, so dass man hier das Stripping möglichst vermeidet. Eine tiefe Beinvenenthrombose mit all ihren Folgen (Lungenembolie, postthrombotisches Syndrom) ist nicht mit letzter Sicherheit auszuschließen. Selten treten Nachblutungen aus, die eventuell eine Nachoperation erzwingen. Wundheilungsstörungen oder postoperative Infektionen können, wie auch bei jedem anderen ärztlichen Eingriff, auftreten. Gelegentlich können in der Umgebung der Narbe Hautveränderungen (z. B. Pigmentierungsstörungen, Verhärtungen) oder Besenreiser auftreten.

Wie groß sind die Schnitte bei einer Krampfader-Operation? Gibt es Narben?

Für die Krampfader-Operation ist in der Leiste ein Schnitt von etwa 1–2 cm Länge notwendig. Am Bein sind je nach Befund und Operationstechnik keine weiteren oder aber mehrere kleine Schnitte von etwa 0,5 cm Länge erforderlich. Es bleiben in der Regel nur sehr kleine, feine Narben zurück. Größere Narben entstehen bei straffer Haut und viel Bewegung nach der Operation.

Wie stark sind die Schmerzen nach einer Krampfader-Operation?

Der Eingriff selbst ist, ganz gleich welches Narkoseverfahren eingesetzt wird, schmerzlos. Auch nach einer Krampfader-Operation sind meist keine starken Schmerzen zu erwarten. Lediglich die Wunden in den Leisten können manchmal etwas schmerzhaft sein. Im Bedarfsfall können Schmerzmittel eingenommen und die Wunde mit einem Eisbeutel gekühlt werden.

Was ist die Krossektomie?

Die Krossektomie bezeichnet die Unterbrechung der Einmündung der oberflächlichen in die tiefen Venen. Die Krosse der *Vena saphena magna* befindet sich in der Leiste, die der *Vena saphena parva* in der Kniekehle.
Die Krossektomie umfasst die Abtragung des Mündungssegmentes mit Unterbindung aller Seitenäste und die Zentralunterbindung der Stammvene an der Einmündung in das tiefe Venensystem. Die korrekte Durchführung der Krossektomie vermeidet operationstechnisch bedingte Rezidive weitgehend. Eine Unterbrechung der separat in Krossennähe in die Leitvene einmündenden Äste wird genauso empfohlen wie die Präparation und Durchtrennung bis zu ihrer nächsten Aufzweigung. Vor der Operation wird mittels Ultraschall-Untersuchung (Duplexsonographie) und in komplizierten Fällen auch mittels einer Kontrastmitteldarstellung (Phlebographie) die betroffene Region genau untersucht. Dadurch wird die exakte Freilegung der krankhaften Vene erleichtert, und der Operateur wird auf die häufigen anatomischen Varianten des Venensystems aufmerksam. Der operative Zugang zur Mündungsregion der *Vena saphena parva* und ihre bündige Ligatur kann sich schwierig gestalten. Die Bauchlage wird allgemein bevorzugt. Von der Mehrheit der Gefäßchirurgen wird zur Verminderung von Rezidiven die möglichst mündungsnahe Ligatur angestrebt. Die Frage der Unterbindung der Muskelvenen ist zur Zeit noch nicht eindeutig geklärt.

Was passiert beim Venenstripping?

Die Resektion der *Vena saphena magna* oder *parva* kann, je nach Länge und Lokalisation der krankhaft veränderten Venenstrecke, partiell oder komplett durchgeführt werden. Bei der kompletten Saphenektomie wird die gesamte oberflächliche *Vena saphena magna* bzw. *Vena saphena parva* entfernt. Dazu ist nur ein kleiner Hautschnitt in der Leiste und am Ende der insuffizienten Venenstrecke notwendig. Durch den Einschnitt in der Leiste wird die geschädigte Vene aufgesucht, mit einer Klemme gefasst und eingeschnitten. Eine dünne Sonde (Babcocksonde) wird in die Vene eingeführt und soweit vorgeschoben, wie die Klappen funktionslos sind. Am Ende wird nun wieder ein kleiner Hautschnitt gemacht, die Venen freipräpariert und die Sonde wieder ausgeführt. Mit einem speziellen Knopf am Ende der Sonde kann nun das Venenstück nach dem Durchtrennen herausgezogen werden. Man nennt dieses Verfahren des kompletten Venenstripping Babcockmethode. Es kommt heute nur noch selten zur Anwendung. Meist wird es in abgewandelter Form durchgeführt, da gesunde Venensegmente nicht entfernt werden sollten. Zudem besteht die Tendenz, auch dann nur bis unterhalb des Knies zu entfernen, wenn der stammferne Anteil der Stammvene keine ausreichend funktionierenden Venenklappen mehr hat. Die teilweise Entfernung der *Vena saphena magna* oder *Vena saphena parva* nennt man partielle Saphenektomie. Bei ihr kommt es im Vergleich zur kompletten Saphenektomie seltener zu Sensibilitätsstörungen, da das Risiko, einen Nerv in der Nähe der Venen zu verletzen, reduziert ist. Für Formen der Stammvarikose, bei denen die stammnahen Venenklappen an Leiste oder Knie intakt sind, ist eine sog. Segmentresektion ausreichend. Hier sollten die intakten Venenabschnitte nicht entfernt werden.

Wie entstehen Sensibilitätsstörungen am Unterschenkel nach einer Venenoperation, und wie machen sie sich bemerkbar?

Sensibilitätsstörungen treten bei kompletten Stripping-Operationen in etwa 30 % der Fälle auf. Sie entstehen durch Verletzungen der kleinen Nerven im Unterschenkel, die in der Nähe der Vene verlaufen und beim Herausziehen in Mitleidenschaft gezogen werden. Meist macht sich der Ausfall dieser Nerven durch Taubheitsgefühle in der entsprechenden Beinregion oder seltener auch durch Kribbelgefühle bemerkbar.

Wie kann man krankhaft veränderte Seitenäste behandeln?

Defekte Seitenäste können in einer Sitzung mit den defekten Stammvenen mittels Seitenast-Exhairese entfernt werden. Die Babcocksonde bleibt während des Stripping der Stammvarizen dort hängen, wo ein Seitenast in die Stammvene einmündet. An diesen Stellen wird der Seitenast über einen kleinen Hautschnitt aufgesucht und mit speziellen Klemmen herausgezogen. Gelingt das nicht vollständig, können die zurückgebliebenen Seitenastanteile später verödet werden. Alternativ kann aber auch erst nur die Stammvarize operativ angegangen werden. Durch die Therapie der Stammvenen kann es im Bereich der Seitenäste zur Rückbildung der Gefäßerweiterungen kommen, ohne dass eine Therapie notwendig ist. Sollten nach der Operation der Stammvenen noch Seitenastvarizen übrig bleiben, können diese durch eine Verödungstherapie nachbehandelt werden.

Ich habe gehört, dass Seitenastvarizen auch mit der Methode nach Varady behandelt werden können. Was bietet dieses Verfahren?

Die sog. transluminierte Miniphlebektomie nach Varady bietet eine moderne Variante der klassischen Exhairese der Seitenäste. Mit Hilfe eines in das Gefäßlumen eingeführten Leuchtstabes werden die Seitenäste durch die Haut sichtbar gemacht. Vorteil der Methode ist, dass die Anzahl der für die Entfernung der Seitenäste notwendigen Miniinzisionen sowie die Operationszeiten deutlich verringert werden können.

Wie therapiert man defekte Verbindungsvenen (Perforansvenen)?

Die Behandlung der Perforansvenen dient der Schonung trophisch geschädigter Haut, wird zur Vermeidung langwieriger Heilungsverläufe durchgeführt und stellt eine Grundvoraussetzung zur Abheilung des »offenen Beines« dar.
Für die Behandlung defekter Verbindungsvenen sind in Abhängigkeit vom Lokalbefund verschiedene Vorgehensweisen möglich.
Die *Selektive epi- oder subfasziale Ausschaltung* wird angewandt, wenn keinerlei Hautveränderungen bestehen. Hierbei werden die im Rahmen einer vorher durchgeführten Duplexuntersuchung markierten Venen ausgehend von einem kleinen Hautschnitts dargestellt und oberhalb bzw. unterhalb der die Muskulatur umgebenden Bindegewebshülle (*Fascia cruris*) durchtrennt.
Bei einem ausgeprägten Hautbefund kommt die *Nicht-selektive Ausschaltung* zur Anwendung. Über einen ca. 3 cm langen Hautschnitt wird die Vene auf dem Niveau der die Muskulatur umgebenden Bindegewebshülle (*Fascia cruris*) unterbunden und durchtrennt.
Schließlich gibt es noch die *Videoendoskopische Dissektion (SEPS/ESIDP)*. Beim Nachweis mehrerer großkalibriger Perforansvenen, bräunlicher Verfärbung oder pergamentartiger Verän-

derung der Haut oder beim offenen Bein erweitert die endoskopische Operation die therapeutischen Möglichkeiten.
Dazu wird über einen kleinen Hautschnitt ein starres Rohr mit Kamera und Arbeitskanal in den Unterschenkel eingeführt, mit dem alle krankhaft erweiterten Perforansvenen unterbunden werden können. Die Operation wird über die Kamera auf einen Monitor übertragen und dort verfolgt. Durch die Vergrößerung der Kamera erzielt man eine bessere Übersicht.
Besonders Patienten mit einem »offenen Bein« können von dieser Methode profitieren, da dabei auch eine eventuell verdickte Muskelhülle (Faszie), welche dann wesentlich zur Verschlimmerung der Erkrankung beiträgt, gespalten werden kann. Allerdings steht der eindeutige wissenschaftliche Nachweis, bei welchen Patienten dieser größere Eingriff sinnvoll ist und bei welchen auf ihn verzichtet werden kann, noch aus.
Alternativ ist auch bei defekten Perforansvenen eine Sklerosierung möglich (→ Sklerosierungstherapie).

Warum müssen 6 Wochen postoperativ Kompressionsstrümpfe getragen werden?

Das Tragen der Kompressionsstrümpfe fördert den Heilungsverlauf und beschleunigt die Resorption (den Abbau) von im Rahmen der Operation eventuell aufgetretenen Blutergüssen.

Ich habe von der CHIVA-Methode gehört. Was verbirgt sich dahinter?

Das Prinzip der CHIVA-Methode ist besonders in Italien, Spanien und Frankreich verbreitet. Es wurde in den 80er Jahren von dem französischen Arzt Claude Franceschi erfunden. CHIVA heißt »la Cure Hémodynamique de l'Insuffisance Veineuse en Amulatoire« und meint eine die Gefäße erhaltende, ambulante Behandlung von schwachen Venen. Es unterscheidet sich vom Ziehen der Venen

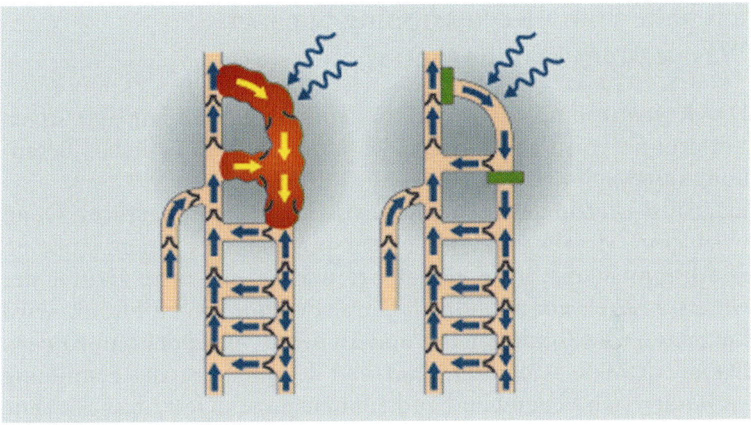

Abbildung 5.11: Prinzip der CHIVA-Methode. Links: Rückfluss in der Leiste und über eine Verbindungsvene aus der tiefen Vene in die vordere Sammelvene. Rechts: Die grünen Striche zeigen die Unterbindungen in der Leiste und unterhalb der Verbindungsvene. Der Wiederholungskreislauf ist unterbrochen. Wichtig: Umkehrung des Flusses in der erkrankten Verbindungsvene! (Bild: E. Mendoza & Arrien GmbH)

dadurch, dass die krankhaft veränderte Vene im Bein verbleibt. Sie wird lediglich vom krankhaften Blutkreislauf abgekoppelt – das Blut jedoch, zu dessen Abfluss die Vene angelegt wurde, fließt weiterhin durch diese Venen zu den tiefen Beinvenen. Man versucht, durch eine Veränderung des Drucks eine Normalisierung der Blutbewegung im Gefäßsystem und des krankhaft veränderten Venenabschnitts zu erzielen. Zu Beginn der Behandlung wird eine ausführliche Ultraschalluntersuchung durchgeführt und entschieden, an welchen Stellen die Krampfadern unterbunden werden müssen. Diese Stellen werden dann mittels Farbstift auf der Haut markiert. Unter örtlicher Betäubung werden an den markierten Stellen mit dem Skalpell kleine Schnitte gesetzt, die Krampfadern hevorgezogen, unterbunden und wieder versenkt. Anschließend werden die Wundränder mit einem Klammerpflaster zusammen gehalten oder genäht und ein Kompressionsstrumpf angelegt. Der Patient sollte sofort laufen.

Ich habe vom »Kryostripping« gehört. Was versteht man darunter?

Das Kryostripping ist ein relativ neues Verfahren zur operativen Entfernung von Krampfadern. Es kann auch in örtlicher Betäubung durchgeführt werden.
Zunächst wird in der Leiste die Krossektomie durchgeführt. Dann wird eine Metallsonde mit einem inneren und einem äußeren Hohlraum in die Vene eingeführt und in das erste Drittel des Unterschenkels vorgeschoben. Durch den inneren Hohlraum wird Lachgas in die Sonde geleitet und an deren Spitze dekomprimiert. Dabei tritt eine Abkühlung auf –80 °C auf. Über die Eisbildung verbinden sich Venenwand und Sondenspitze so fest, dass die Vene herausgezogen werden kann. Durch die Gefrierung der Venenwand wird das »Abreißen« der Vene erleichtert, und es treten nur wenige Blutungen auf (Gefäße ziehen sich durch Kälte zusammen). Der wesentliche Vorteil des Kryostrippings besteht darin, dass außer dem Schnitt in der Leiste oft keine zusätzlichen Hautschnitte am Bein erforderlich sind.

Wann wird das Kryostripping durchgeführt?

Mit Ausnahme der Besenreiser und retikulären Varizen können sämtliche Formen der Varikose mit dem Kryostripping behandelt werden. Das Verfahren eignet sich besonders gut zur Entfernung von Stamm- und Seitenastvarizen.

Welche Risiken gibt es beim Kryostripping?

Im Wesentlichen treten die gleichen Komplikationen auf wie beim traditionellen Stripping. Grundsätzlich kann es zu Wundheilungs- und Sensibilitätsstörungen, zur Thrombose oder zur Ausbildung von Lymphzysten kommen.

Was ist die Sklerosierungstherapie?

Bei der Sklerosierungs- oder Verödungstherapie der Krampfadern wird ein polidocanolhaltiges Verödungsmittel (z. B. Aethoxysklerol®) in die krankhaft veränderte Vene eingespritzt und verursacht eine Entzündung der Venenwand. Zusammen mit der parallel durchgeführten Kompressionstherapie führt das dazu, dass die Venenwände zusammenkleben und das Gefäßlumen sich verschließt.

Wann wird eine Sklerosierung durchgeführt?

Eine Verödungstherapie kann durchgeführt werden bei einer Varikose der oberflächlichen Stammvenen *(Vena saphena magna, Vena saphena parva)* oder Seitenäste, bei einer Insuffizienz der Verbindungsvenen (Perforansinsuffizienz), retikulären Varizen, Besenreiser und Rest- bzw. Rezidivvarizen nach varizenausschaltenden Maßnahmen.

Je höher der Druck in den zu sklerosierenden Venen ist, desto geringer ist die Erfolgsrate der Verödungstherapie. Daher ist es wichtig, alle erkrankten Venenabschnitte und nicht nur die sichtbaren Krampfadern zu behandeln. Gerade bei der Krampfaderbildung im Bereich der Stammvenen kann eine Kombination aus Operation der großen krankhaft veränderten Venen und eine Verödung der kleineren sinnvoll sein.

Wann sollte keine Sklerosierungstherapie durchgeführt werden?

Eine Sklerosierungstherapie sollte auf keinen Fall durchgeführt werden, wenn eine bekannte Allergie auf das Verödungsmittel, eine schwere Systemerkrankung oder eine fortgeschrittene arterielle Verschlusskrankheit (Stadium 3 + 4) vorliegen. Eine akute oberflächliche oder tiefe Venenthrombose oder eine Infektion im zu verödenden Bereich sind ebenfalls absolute Kontraindikationen für die Sklerosierungstherapie. Ist es dem Patienten nach der Sklerosierung nicht möglich, umherzulaufen (Immobilität, Bettlägerigkeit), besteht ein zu großes Thromboserisiko. Schwangere sollten weder im ersten Drittel der Schwangerschaft noch jenseits der 36. Schwangerschaftswoche eine Sklerosierungstherapie mit jodhaltigen Verödungsmitteln (seit dem 1.7.2003 nicht mehr in Deutschland erhältlich) durchführen lassen. Für die polidocanolhaltigen Verödungsmittel fehlen bisher ausreichende Erfahrungen bei Schwangeren. Liegen Beinödeme, diabetische Spätkomplikationen oder eine leichte arterielle Verschlusskrankheit (Stadium 2) vor, sind Vor- und Nachteile der Therapie individuell streng abzuwägen. Bei Patienten mit Bronchialasthma, ausgeprägter Allergieneigung und bekannter Gerinnungsstörung (verlängerte Blutung, Thromboseneigung), muss die Indikation einer Sklerosierungstherapie sorgfältig überprüft werden.

Welche Voruntersuchungen sind für eine Sklerosierungstherapie notwendig?

Die erfolgreiche Sklerosierungstherapie setzt ein planvolles Vorgehen voraus. Hierzu zählen zumindest Anamneseerhebung, klinische Untersuchung und Dopplersonographien.
Zusätzlich kommen Funktionsuntersuchungen (z. B. Photoplethysmographie, Phlebodynamometrie, Venenver-schlussplethysmographie) und bildgebende Verfahren (z. B. Duplexsonographie, Phlebographie) in Betracht.
Mit Hilfe der Funktionsuntersuchungen kann die zu erwartende Verbesserung der venösen Funktion zur Ausschaltung der Varikose abgeschätzt werden.
Mit der bildgebenden Diagnostik können die nicht funktionierenden Verbindungen zum tiefen Venensystem identifiziert werden und die Durchgängigkeit der tiefen Venen, v. a. nach einer Thrombose, kontrolliert werden. Wenn die großen Stammvenen in der Leiste und der Kniekehle intakt sind, ist oft eine einfache Untersuchung mit der Dopplersonographie ausreichend. Liegen Klap-

pendefekte in Leiste und Kniekehle vor, ist eine bildgebende Diagnostik vor invasiven Eingriffen in der Regel unumgänglich.

Wie wird bei der Sklerosierungstherapie vorgegangen?

Bei der Sklerosierung wird die Krampfader des Beines des liegenden oder stehenden Patienten mit einer kleinen Nadel punktiert. Über die Nadel wird langsam ein Verödungsmittel in die Venen eingespritzt. Es verursacht eine Entzündung der Gefäßinnenwand, so dass die Krampfaderwände zusammenkleben. Anschließend wird das Bein mit einem Verband eng umwickelt, und der Patient sollte mindestens 30 Minuten umherlaufen. Die Kompression durch den Verband presst die Venenwände aufeinander, so dass diese miteinander verwachsen können. Der Verband sollte für ca. 3 Tage belassen werden. Anschließend sollte der Patient für ca. 2–3 Wochen einen Kompressionsstrumpf tragen. Unter Umständen muss die Behandlung an mehreren Tagen fortgeführt werden, um alle Krampfadern zu veröden.

Warum wird die Verödung in mehreren Sitzungen durchgeführt?

Die Verödung sollte in mehreren Sitzungen erfolgen, da die Menge des zu verabreichenden Verödungsmittels pro Bein begrenzt ist. Wird zu viel Verödungsmittel injiziert, steigt das Risiko einer tiefen Venenthrombose.

Wie groß sollte der Abstand zwischen den einzelnen Sitzungen sein?

Der Abstand zwischen den einzelnen Behandlungen pro Bein sollte mindestens 2 Tage betragen. Es ist jedoch möglich, beide Beine jeweils wechselseitig und dann täglich zu veröden. Der The-

Tabelle 5.3: Anhaltswerte für Konzentration und Inhaltsmenge von jod- und polidocanolhaltigen Verödungsmitteln.

Indikationen	**Vorgeschlagene Menge/ Injektion**	**Konzentration**
Jodhaltige Verödungsmittel (ab 01.07.2003 in Deutschland nicht mehr im Handel)		
Mittelgroße Varizen	0,3–0,5 ml	4 %
Große Varizen	0,3–0,5 ml	8 %
Polidocanolhaltige Verödungsmittel		
Besenreiser	0,1–0,2 ml	0,25–0,5 %
Zentralvenen v. Besenreiser	0,1–0,2 ml	0,25–1,0 %
Retikuläre Varizen	0,1–0,3 ml	0,25–1,0 %
Kleine Varizen	0,1–0,3 ml	1,0 %
Mittelgroße Varizen	0,5–1,0 ml	2,0–3,0 %
Große Varizen	1,0–2,0 ml	3,0–4,0 %

rapieerfolg wird jedoch nicht gefährdet, wenn nur ein Mal pro Woche oder noch seltener eine Verödungssitzung durchgeführt wird.

Wie viel Verödungsmittel wird pro Sitzung verwendet?

Wir haben es uns zur Regel gemacht, pro Verödungssitzung insgesamt nicht mehr als 6ml 2 %-iges polidocanol- oder jodhaltiges Verödungsmittel zu injizieren. Höher konzentrierte Lösungen werden meist in wesentlich geringeren Mengen eingesetzt.

Ist die Sklerosierung schmerzhaft?

Die Injektion selbst ist kaum schmerzhaft. Länger dauernde Schmerzen treten so gut wie nie auf. Die Behandlung kann hinsichtlich der Schmerzhaftigkeit mit einer Blutentnahme verglichen werden.

Welche Komplikationen können bei der Sklerosierungstherapie auftreten?

Trotz größter Sorgfalt kann es zu stärkeren Entzündungen oder zur Bildung von Blutgerinnseln in oberflächlichen Venen kommen. In diesem Fall können ein Einstich und das Ausdrücken des Gerinnsels erforderlich werden. Hautveränderungen wie bleibende Verhärtungen, dunkelbräunliche Verfärbungen oder die Entstehung kleinster (Besenreiser-)Krampfadern im behandelten Areal (Matting) können ebenfalls vorkommen. Selten sind Eiterungen an der Einstichstelle oder die Entstehung von Geschwüren oder Absterben von Gewebe, wenn das Verödungsmittel in das benachbarte Gewebe gelangt, wobei weitergehende Behandlungsmaßnahmen erforderlich werden. Die Wundheilung ist dann verzögert, und es kann eine störende und berührungsempfindliche Narbe entstehen. Sehr selten kommt es zur Bildung von Blutgerinnseln (Thrombosen) im tiefen Venensystem mit all ihren Komplikationen (Lungenembolie, postthrombotisches Syndrom). Außerdem können Überempfindlichkeitsreaktionen auf das Verödungsmittel oder auf das verwendete Verbandsmaterial auftreten. Dabei sind schwere allergische Reaktionen von Kreislaufkollaps bis hin zum Schock, die eine stationäre Behandlung erfordern und schwere bleibende Schäden hinterlassen können, äußerst selten und nur bei einzelnen Patienten weltweit beschrieben worden.

Wie wirkt sich eine Allergie gegen das Verödungsmittel aus?

Eine Allergie ist eine krankhafte Überempfindlichkeitsreaktion des Körpers gegen einen meist von außen auf den Körper einwirkenden bzw. dem Körper von außen zugeführten Stoff, ein sog. Allergen. Eine Überempfindlichkeitsreaktion des Körpers gegen das Verödungsmittel kann im harmlosen Falle zu einer Hautreaktion führen, die örtlich begrenzt oder auf den ganzen Körper ausgedehnt auftreten kann. Bei einer Ausweitung der allergischen Reaktion auf den gesamten Organismus, wie bei einem anaphylaktischen Schock, kann ein lebensbedrohender Zustand eintreten. Dabei kommt es zusätzlich zu den Hautreaktionen zu einem starken Blutdruckabfall, einer Verengung der Bronchien und Schwellungen im Bereich des Kehlkopfes. Außerdem treten Übelkeit, eventuell auch Krämpfe und starke Hitzewallungen auf.

Warum muss vor und nach der Sklerosierungstherapie für einige Wochen die Sonne gemieden werden?

Etwa 4 Wochen vor bis 6 Wochen nach Abschluss einer Sklerosierungstherapie sollte das zu behandelnde bzw. behandelte Bein keiner UV-Strahlung ausgesetzt werden (Sonne, Sonnenstudio etc.). Durch die direkte UV-Einwirkung werden die pigmentbildenden Zellen (Melanozyten) der Haut stimuliert. In Kombination mit der durch die Sklerosierung ausgelösten entzündlichen Reaktion kann es zu einer vermehrten, lang anhaltenden Pigmentierung der Haut kommen, die das kosmetische Ergebnis verschlechtert. Derartige braune Flecken können über mehrere Monate bis zu einem Jahr bestehen bleiben. In extrem seltenen Fällen bilden sie sich nicht mehr vollständig zurück.

Wann entstehen nach der Verödung braune Flecken?

Durch die Verödungstherapie wird eine Entzündungsreaktion in der Venenwand in Gang gebracht. Kommt es dabei zu überschießenden Reaktionen, die nicht nur die Venenwand, sondern auch die Umgebung mit einbeziehen, können Störungen der Hautpigmentierung auftreten. Derartige Pigmentierungsstörungen können aber auch auftreten, wenn die Haut in den Wochen vor oder nach der Verödung direkter UV-Belastung (Sonne, Solarium) ausgesetzt wird. Dann sind die pigmentbildenden Zellen maximal stimuliert.

Kann man auch bei einem »offenen Bein« veröden?

Eine Verödungstherapie kann auch beim »offenen Bein« durchgeführt werden. Allerdings ist die Vorgehensweise im Vergleich zur Verödungstherapie am »geschlossenen« Bein etwas anders. Während man normalerweise bei der Verödungstherapie zunächst die oberen, in der Nähe des Stammes gelegenen Venen und später die unteren, Richtung Fuß gelegenen Venen verödet, beginnt man beim offenen Bein in der Umgebung des Ulkus und arbeitet sich dann am Bein nach oben hoch. Dadurch soll der Rückstrom des venösen Blutes in die offene Wunde verhindert und die Wundheilung beschleunigt werden.

Warum muss man nach der Sklerosierung 30 Minuten spazieren gehen?

Durch das Laufen nach der Sklerosierung wird mit Hilfe der Wadenmuskelpumpe das Blut aus dem tiefen Beinvenensystem rasch abgepumpt. Verödungsmittel, das vom oberflächlichen ins tiefe Beinvenensystem abfließt, wird sofort verdünnt und kann keinen Schaden anrichten.

Welche Kontrollen oder Nachuntersuchungen sind nach der Sklerosierungstherapie notwendig?

Nach einer Sklerosierungstherapie sollte der Patient sich, wie auch nach allen anderen Verfahren zur Therapie von Krampfadern, regelmäßig bei seinem Phlebologen vorstellen. Zum einen muss der Therapieerfolg der Sklerosierung kontrolliert und gegebenenfalls optimiert werden, zum anderen können so frühestmöglich neu auftretende Krampfadern therapiert werden. Die Neigung, Krampfadern zu entwickeln, bleibt trotz erfolgreicher Therapie vormals vorhandener Krampfadern bestehen. Nicht zuletzt durch diese Neigung bekommen selbst nach Venenoperationen ca. 20 % der Patienten im operierten Areal innerhalb von 12 Monaten erneut Krampfadern.

Sind Kompressionsverbände nach der Verödung besser als Kompressionsstrümpfe?

Nein, ein gut angepasster Kompressionsstrumpf ist als gleichwertig mit einem Kompressionsverband anzusehen. In Abhängigkeit von der Beinform, Restschwellung des Beines oder der Beweglichkeit des Patienten kann es jedoch zu Abweichungen von dieser Regel kommen.

Ich habe gehört, man kann eine Sklerosierungstherapie nicht nur mit verschiedenen Flüssigkeiten, sondern auch mit Schaum durchführen. Stimmt das?

Die Diskussion über Varizenverödung mit aufgeschäumten Verödungsmitteln gibt es schon seit einigen Jahren. Insbesondere polidocanolhaltige Verödungsmittel lassen sich durch spezielle Techniken in einen feinblasigen Schaum umwandeln, der vor allem für die Therapie größerer Varizen geeignet ist. Im Vergleich zu flüssigen Verödungsmitteln verbleibt das aufgeschäumte Verödungsmittel nach der Injektion für einen längeren Zeitraum lokal in dem zu verödenden Abschnitt und führt zu einer stärkeren Verödungswirkung. Dabei ist jedoch zu beachten, dass es bei lokaler Kompression der Schaumsäule zu einer Verschiebung kommt. Da der Schaum leichter als Blut ist und damit oben schwimmt, ist seine Ausbreitung durch die Beinlagerung zu beeinflussen. Die Schaumverödung kommt besonders für die Therapie der großen Stammvenen in Betracht. Die Details zur Anwendung der Methode, insbesondere bezüglich der Konzentration und der benötigten Menge des Verödungsschaumes, sind in den aktuellen Leitlinien der Deutschen Gesellschaft für Phlebologie aus dem Jahr 2003 niedergelegt.

Was ist die Radiowellentherapie?

Die Radiowellentherapie stellt eine neue minimalinvasive Methode zur Behandlung von Krampfadern dar. Bei der Closure-Prozedur wird die Vene von innen verschlossen, statt wie beim Stripping entfernt.

Wann kann man die Radiowellentherapie anwenden?

Die Radiowellentherapie kann sowohl bei einer Insuffizienz der Stammvenen als auch der Seitenäste angewandt werden. Die verwendeten Katheter sind expandierbar, so dass verschiedene Venendurchmesser behandelt werden können. Je nach Venendurchmesser des Patienten können 5-French- (expandierbar bis 8 mm) oder 8-French-Katheter (expandierbar bis 12 mm) angewandt werden.

Wann sollte keine Radiowellentherapie durchgeführt werden?

Bei Patienten mit Herzschrittmacher oder Defibrillator, Thrombose oder Aneurysma im zu behandelnden Segment oder peripheren arteriellen Durchblutungsstörungen mit einem Knöchel-Arm-

Index < 0,9 sollte keine Radiowellentherapie durchgeführt werden. Der Radiowellenkatheter kann durch sehr kurvige Venenabschnitte oft nicht hindurchgeführt werden. Liegen die Venen weniger als 5 mm unter Haut, kann es zu Verbrennungen der Hautoberfläche kommen, wenn die Haut nicht mit Flüssigkeit unterfüttert und dadurch geschützt werden kann.

Was genau passiert bei der Radiowellentherapie?

Bei der Radiowellentherapie wird von einem Katheter, der am Knöchel oder am Knie ins Gefäß eingeführt wird, Radiofrequenzenergie an die Venenwand abgegeben. Diese wird durch die zugeführte Energie auf 80–90 °C erhitzt, so dass sich die Proteine in der Gefäßwand zusammenziehen und sich das Gefäß verschließt. Die flexiblen Elektroden des Verschlusskatheters lassen das Gefäß um den Katheter herum zusammenfallen, so dass sich die Vene schließt und kein Reflux mehr stattfinden kann. Im Gegensatz zu den bisher angewandten Methoden, die ebenfalls mit Radiowellen arbeiteten, aber zur Erhitzung von Blut in den Krampfadern führten, ermöglicht die Closure-Prozedur eine selektive Erhitzung der Venenwand. Um eine erfolgreiche Behandlung zu gewährleisten, muss das Bein des Patienten mit einer sog. Esmark-Bandage, einem Kompressionsverband stramm gewickelt werden oder kann alternativ entweder durch eine pneumatische Manschette oder durch die Tumeszenzanästhesie komprimiert werden, um einen guten Kontakt zwischen Elektrode und Venenwand zu gewährleisten.

Die Dauer der Behandlung ist von der Länge des zu behandelnden Segments abhängig. Der in die Vene eingeschobene Katheter kann maximal mit einer Geschwindigkeit von 3 cm pro Minute zurückgezogen werden. Würde man ihn schneller zurückziehen, könnten nicht die erforderlichen Temperaturen erreicht werden.

Ist die Radiowellentherapie schmerzhaft?

Die Radiowellentherapie ist nicht unbedingt schmerzhaft, allerdings kann ein beunruhigendes Gefühl entstehen. Am besten tolerieren Patienten den Eingriff, wenn sie mit Hilfe eines Beruhigungsmittels in einen schläfrigen Zustand versetzt werden und sowohl Zugangsstelle als auch Behandlungsbereich lokal betäubt werden. Manche Patienten gaben ein Gefühl von Hitze oder Wärme während des Verschlusses an.

Welche Komplikationen können bei der Radiowellentherapie auftreten?

Es kann zum Durchstechen des Gefäßes oder der Haut kommen. Gefäßentzündungen, Blutergüsse und Infektionen sind denkbar. Durch die Wärmeenergie können in Ausnahmefällen Gefühlsstörungen durch Nervenverletzungen oder Hautverbrennungen auftreten. In seltenen Fällen ist eine Thrombose oder Lungenembolie möglich.

Was ist nach der Radiowellentherapie zu beachten?

Innerhalb von 72 Stunden nach der Radiowellentherapie sollte der Patient untersucht werden, um sicherzustellen, dass sich im tiefen Venensystem kein Thrombus gebildet hat.

Zwar wird nach der Radiowellentherapie häufige Bewegung empfohlen, doch sollte der Patient sich nicht zu sehr anstrengen, nicht Schweres heben oder tragen und einige Tage nach dem Eingriff auf langes Stehen verzichten. Weiterhin können Kompressionsstrümpfe verordnet werden.

Wie sind die Sofort- und Langzeitergebnisse bei der Radiowellentherapie?

Da die Radiowellentherapie erst seit wenigen Jahren angewandt wird, gibt es nur kurzfristige Erfahrungswerte. Die bisher durchgeführten Studien lieferten gute Sofortergebnisse und zeigten in 2-Jahres-Beobachtungen ebenfalls zufriedenstellende Ergebnisse.

Welche Patienten sind besonders für eine Radiowellentherapie geeignet?

Die Radiowellentherapie ist eine zu erwägende Alternative zur Stripping-Operation bei adipösen Patienten mit schwierigem Zugang in der Leiste. Lymphödempatienten, bei denen die Lymphbahnen nicht durch eine Operation zusätzlich geschädigt werden sollen, profitieren ebenfalls von der Radiowellentherapie. Für Patienten, die am Tag nach der Behandlung wieder voll einsatzfähig sein wollen, ist die Radiowellentherapie nach den bisher vorliegenden Erfahrungen gut geeignet, wenn keine Umstände vorliegen, die gegen den Einsatz der Therapie im individuellen Fall sprechen.

Der mittels Ultraschall bestimmte Durchmesser der zu behandelnden Vene sollte am liegenden Patienten nicht mehr als 12 mm betragen.

Welche Patienten sind nicht für eine Radiowellentherapie geeignet?

Stark geschlängelte und ausgeweitete Hauptstammvarizen sind einer Therapie nicht zugänglich. Sehr oberflächliche Krampfadern sind ebenfalls nicht geeignet, da die Hautoberfläche durch die Hitzeentwicklung geschädigt werden kann.

Was ist TriVex?

Das TriVex-System ist eine Methode zur Entfernung von krankhaft veränderten Seitenästen von innen. TriVex besteht aus 2 Komponenten, einer Lichtsonde und einem sog. Rosektor.
Mit Hilfe der Lichtsonde lassen sich die krankhaft veränderten Venen unter der Haut gut darstellen. Über die Sonde können außerdem Medikamente zur örtlichen Betäubung verabreicht werden. Der Rosektor ist ein rotierendes, hohles Schneidewerkzeug, durch dessen Inneres die Varizen abgesaugt werden können. Das Verfahren hat den Vorteil, dass die krankhaft veränderten Venen direkt dargestellt werden können, so dass sich einfacher als bei der herkömmlichen Stripping-Operation die Krampfadern aufspüren und entfernen lassen.
Zunächst wird wie bei den herkömmlichen Verfahren auch die Hauptkrampfader herausgezogen. Die Seitenäste werden jedoch nicht durch mehrere zusätzliche Hautschnitte entfernt, sondern können über den gleichen Zugang mit Hilfe des TriVex entfernt werden. Ziel ist ein besseres kosmetisches Resultat. Da die TriVex-Technik ein neu entwickeltes Verfahren ist, liegen noch keine Langzeiterfahrungen vor.

Auch bei Venenleiden kann man Laser einsetzen. Was genau macht der Laser?

Laser ist eine Abkürzung für *Light Amplification by Stimulated Emission of Radiation*, was übersetzt so viel heißt wie Lichtverstärkung durch stimulierte Aussendung elektromagnetischer Strahlung. Es entsteht ein sehr energiereicher Lichtstrahl von definierter Farbe.
Mit verschiedenen anregbaren Gasen lassen sich Laser mit unterschiedlicher Farbe oder Wellenlänge bauen, die in Abhängigkeit von physikalischen Parametern des Laserstrahles (Farbe/Wellenlänge [nm], Intensität [Watt/cm^2], Pulslänge [ms]) und der Hautbeschaffenheit (Dicke der oberen Hautschichten, Lokalisation,

Farbe und Wärmeleitfähigkeit der behandelten Hautstrukturen, z. B. Bindegewebe, Haare, Talg- und Schweißdrüsen, Gefäße) eine Verschorfung, Verbrennung oder Verdampfung hervorrufen.
Im Rahmen von Venenleiden wird der Laser zum einen in der Therapie der Besenreiser eingesetzt, zum anderen kann mittels Laser eine Stammvarikose endoluminal (vom Gefäßinneren ausgehend) verödet werden.

Wie wendet man den Laser bei Besenreisern an?

Das Prinzip bei der Lasertherapie von Besenreisern durch die Haut besteht darin, dass die Wellenlänge des Lichtes so gewählt wird, dass es hauptsächlich von roten Strukturen (z. B. rote Blutkörperchen in feinsten Äderchen) aufgenommen wird. In ihnen wird die Lichtenergie des Lasers in Wärmeenergie umgewandelt, die Gefäße werden zerstört, während das umgebende Gewebe geschont bleibt. In den Wochen vor und nach der Lasertherapie sollte UV-Bestrahlung (Sonne, Solarium) gemieden werden, da es andernfalls zu Störungen in der Pigmentierung der Haut an den behandelnden Stellen kommen kann.

Ich habe davon gehört, dass man auch größere Krampfadern mit dem Laser entfernen kann. Wie funktioniert das?

Für die Therapie größerer Krampfadern kommt das endoluminale lasergestützte Venenverschlusssystem in Frage. Das Grundprinzip dieses Verfahrens besteht in der Behandlung der kranken Venen von innen heraus. An der Spitze des ins Gefäß eingeführten Lasers wird Wärmeenergie in Form von polarisiertem Licht freigesetzt. Die Lichtenergie des Lasers wird vom roten Blutfarbstoff aufgenommen und in Wärmeenergie umgewandelt. Die Innentemperatur des Gefäßes beträgt dann 60–70 °C, wodurch Hitzebläschen und eine Schädigung des Endothel entstehen. Dadurch wird an der

entsprechenden Stelle gewollt die Bildung eines Gerinnsels ausgelöst, das das Gefäß verschließt.
Hauptrisiken der endoluminalen Lasertherapie sind der Gewebeuntergang in der Venenumgebung und stark entzündliche Reaktionen.
Der Eingriff kann sowohl in Allgemeinnarkose als auch in Tumeszenzanästhesie durchgeführt werden.
Im Gegensatz zu den chirurgischen Verfahren zur Varizentherapie ist für die endoluminale Lasertherapie oft kein Schnitt, sondern nur eine Punktion der Vene im Bereich des Innenknöchels oder der Kniekehle unter Ultraschallkontrolle notwendig.

Welche Risiken bestehen bei der endoluminalen Lasertherapie?

Selbst bei größter Sorgfalt kann es trotz der Anwendung von eingespritzten »Flüssigkeitspolstern« zwischen Haut und Vene zu Verbrennungen der Hautoberfläche kommen. In extrem seltenen Fällen kann es passieren, dass die Fiberglasoptik im Gefäß stecken bleibt. Falls es nicht möglich ist, sie über eine zweite Einstichstelle vorzuschieben, muss sie mit herkömmlichen Operationsverfahren entfernt werden. Letztlich bleibt das seltene Risiko der Entstehung einer Venenthrombose oder der Blutung durch die Manipulationen an der Gefäßwand. Auch in der Nähe der behandelten Vene liegende Nerven können durch die Wärmewirkung in Mitleidenschaft gezogen werden. An der Einstichstelle kann es bei der Einschleppung von Keimen zu Infektionen kommen.

Welche langfristigen Erfahrungen gibt es zur endoluminalen Lasertherapie?

Bisher gibt es nur Erfahrungen bis zu 2 Jahre nach Therapie. In dieser Zeit ist an den derartig behandelten Venen keine neue Krampfader aufgetreten. Langfristige Erfahrungen mit der endoluminalen Lasertherapie liegen noch nicht vor. Es handelt sich dabei um ein recht neues Verfahren. Es lassen sich auch noch keine Aussagen dazu treffen, ob mit einem Wiederauftreten von Krampfadern nach der endoluminalen Lasertherapie häufiger oder seltener als bei den herkömmlichen Strippingverfahren gerechnet werden muss.

Wo liegen die Vor- und Nachteile der einzelnen Therapiemöglichkeiten zur Therapie von Krampfadern im Vergleich?

Alle vorgestellten Verfahren bieten Vor- und Nachteile. Eine Entscheidung für oder gegen die jeweilige Therapieform kann immer nur unter sorgfältigem Abwägen der individuellen Umstände (Alter, Begleiterkrankungen, Medikamente, Art des Venenleidens etc.) getroffen werden.

Das operative Standardverfahren der Therapie von Krampfadern stellt weiterhin die Krossektomie mit Herausziehen (Stripping) der erkrankten Venenabschnitte dar und wird von den Krankenkassen voll übernommen. Es wird seit mehr als 30 Jahren angewandt und ist im Laufe der Zeit immer weiter ausgereift. Seit einigen Jahren beschränkt man sich darauf, lediglich die geschädigten Venenabschnitte zu entfernen, um die gesunden Abschnitte später eventuell als Bypassmaterial z.B. bei Herzoperationen nutzen zu können. Während die Durchführung im Oberschenkelbereich weitgehend unkompliziert ist, kommt es im Unterschenkelbereich in etwa 30 % der Fälle zu Nervenschädigungen, so dass man hier das Ziehen der Venen möglichst vermeidet. Das Kryostripping stellt eine sinnvolle Variante der »klassischen« Methode dar, da im Gegensatz zum »klassischen« Stripping kein weiterer unterhalb der Leiste gelegener Schnitt zur Entfernung des Venenmaterials notwendig ist.

Die Valvuloplastie ist insbesondere für junge Patienten mit Krampfadern im Oberschenkelbereich geeignet, die noch über Venenklappen verfügen, die nach der Behandlung wieder schlussfä-

hig sind. Damit wird die Vene quasi repariert und kann im Bein verbleiben. Sie kann sowohl ihre Funktion wieder aufnehmen als auch später gegebenenfalls als Bypassmaterial genutzt werden.
Die Sklerosierung gehört ebenfalls zum Standard in der Therapie von Seitenästen, Besenreisern und retikulären Varizen sowie von verbliebenen Segmenten einer Stammvarikose nach Operation oder zur Beseitigung von Rezidiven. In besonderen Fällen bzw. unter Anwendung besonderer Techniken wie z. B. der Schaumverödung ist sie sogar zur Therapie der Hauptvenenstämme geeignet. Die Therapiekosten werden bei medizinischer (nicht bei kosmetischer) Indikation voll von den Krankenkassen übernommen. Für die Sklerosierung ist keine Narkose notwendig, so dass sie auch für ältere Patienten, für die eine Operation in Vollnarkose mit einem erhöhten Risiko behaftet wäre, geeignet ist.
Das sog. TriVex ist ein Verfahren zur Beseitigung von Seitenastvarizen mit einer verminderten Anzahl von Hautschnitten. Die Mehrkosten gegenüber dem Standardverfahren müssen vom Patienten selbst getragen werden. Für diese neue Methode bestehen Erfahrungen über etwa 2 Jahre.
Für die Therapie mit Radiowellen oder endoluminalem Laser liegen bisher nur Erfahrungen bis zu 3 Jahren vor. Fest steht jedoch, dass die Patienten nach der Behandlung schnell (meist am nächsten Tag) wieder »einsatzfähig« sind. Die Kosten für diese Verfahren werden zunehmend von den Krankenkassen übernommen. Es kann jedoch versucht werden, einen Antrag auf Einzelfallentscheidung für die Kostenübernahme zu stellen.
Die CHIVA-Therapie stellt eine bisher in Deutschland über maximal 5 Jahre erprobte Methode zur Entfernung von Krampfadern dar. Der Therapieerfolg ist in der Regel erst nach 6–8 Wochen zu beurteilen. In mindestens 20 % der Fälle ist dann ein weiterer Eingriff notwenig. Die Therapiekosten werden nicht von den Krankenkassen übernommen, es kann jedoch auch hier ein Antrag auf Einzelfallentscheidung gestellt werden.

Kommen die Krampfadern nach der Behandlung wieder?

Auch nach einer Operation mit vollständiger Entfernung der Krampfadern können sich an derselben Stelle neue Krampfadern ausbilden, da die angeborene Neigung zu einer Krampfaderbildung weiterhin besteht. So entstehen im ersten Jahr nach der Operation in 20% der Fälle und in 30 Jahren nach der Operation in 60% der Fälle neue Krampfadern. Nach der Operation ist die Gefahr, dass größere Krampfadern auftauchen, jedoch wesentlich geringer. Oft bilden sich nur kleine Krampfadern, die man veröden kann, ohne dass ein erneuter operativer Eingriff erforderlich wird. Dazu ist aber eine regelmäßige Kontrolle der Venen empfehlenswert, um rechtzeitig Veränderungen entdecken zu können, bevor diese zu groß für eine Verödung werden.

Was passiert, wenn nach einer Krampfader-Operation größere neue Krampfadern auftreten (Rezidivvarikose)?

Wenn Krampfadern in einem zuvor behandelten Gebiet auftreten, kann das sowohl operationstechnisch als auch krankheitsbedingt sein. Im Bereich der Stammvenen handelt es sich häufig um einen Gefäßstumpf einer unvollständigen Krossektomie.

Eine erneute Operation ist nur bei großen Rezidivgefäßen von mindestens 5 mm Durchmesser notwendig. Aufgrund des Narbengewebes, dass sich als Folge des ersten Eingriffs gebildet hat, ist die Rezidiv-Operation nicht immer ganz einfach und sollte nur von einem Operateur mit Erfahrung in Bezug auf eine Rezidivvarikose durchgeführt werden. Kleinere Rezidivgefäße können verödet werden.

Welche Behandlungsmöglichkeiten gibt es bei Besenreisern?

Für die Behandlung von Besenreisern kommen insbesondere die Sklerosierungstherapie und die Laserbehandlung in Betracht.
Bei der Sklerosierungstherapie wird in die Besenreiser ein Verödungsmittel eingespritzt. Im Idealfall ist pro Gefäßbäumchen nur ein Stich notwendig. Durch das Verödungsmittel kommt es zu einer dosierten Schädigung des Äderchens von innen (Endothelschädigung). Nach der Verödung wird eine Kompression der jeweiligen Stelle über 3 Tage mit einem selbstklebenden Verband vorgenommen. In den folgenden Tagen verfärbt sich das Gefäß dunkelblau und wird über mehrere Wochen bis Monate abgebaut.

Was genau macht der Laser an den Besenreisern?

Bei der Behandlung nutzt man die Umsetzung von Laserlicht in Wärme (thermische Reaktion). Es kommt zu einer thermisch bedingten Schrumpfung und Auflösung von Gewebsanteilen sowie zur Verdampfung von Wasser.
Bei der modernen Laserbehandlung wird die Wellenlänge des Lichts so gewählt, das hauptsächlich rote Strukturen (d. h. die roten Blutkörperchen in den Besenreisern) den Energiestrahl absorbieren und zerstört werden und das umgebende Gewebe (d. h. auch die oberen Hautschichten) geschont wird. Die Lasertherapie eignet sich besonders für die feinen rötlichen, sehr oberflächig liegenden Besenreiser und Flecken. Für die tiefer liegenden, bläulichen Besenreiser ist das Laserverfahren nur eingeschränkt geeignet.

Wann entscheidet man sich bei Besenreisern für die Verödung, wann für die Lasertherapie?

Die Sklerosierungstherapie ist die unangefochtene Standardmethode zur Behandlung von Besenreisern. Die Lasertherapie ist vor allem für sehr oberflächlich gelegene (rote) Besenreiser mit sehr geringem Durchmesser geeignet. Tiefer gelegene (blaue) Besenreiser mit großem Durchmesser sollten eher verödet werden. Zur Laserung solcher großen Besenreiser wäre eine zu hohe Energie notwendig, die starke Verbrennungsreaktionen hervorrufen kann.

Sind Besenreiser sofort nach der Behandlung verschwunden?

Die Besenreiser sind nicht direkt im Anschluss an die Verödung verschwunden. Durch das Verödungsmittel wird eine Entzündungsreaktion der Venenwand in Gang gebracht, die in der Folge zu einem Verwachsen der Venenwände führt. Dieser Vorgang braucht etwa 3 Wochen. Dann ist die Vene meist nicht mehr sichtbar, weil sie kein Blut mehr führt, aber sie ist nicht vollständig verschwunden. Sie liegt weiterhin als verschlossener, vernarbter Strang vor. Ähnlich ist der Verlauf nach einer Lasertherapie.

Sind die Komplikationen bei der Besenreiserverödung andere als bei der Verödung größerer Venen?

Grundsätzlich sind es die gleichen Komplikationen, die bei der Verödung von Besenreisern und größeren Varizen auftreten können, jedoch sind die Komplikationen bei der Verödung von Besenreisern weniger häufig und schwerwiegend. Allerdings treten häufiger als bei der Verödung von tiefer gelegenen Venen Pigmentierungsstörungen auf.

Welche Laser kommen bei der Therapie von Besenreisern zur Anwendung?

Bei der Laserung von Besenreisern kommen insbesondere die Alexandrit-Laser, Diodenlaser unterschiedlicher Wellenlänge und Nd:Yag-Laser zum Einsatz.

Muss ich auch nach der Laserung von Besenreisern die Sonne meiden?

Genau wie bei der Sklerosierungstherapie der Besenreiser ist auch bei der Lasertherapie die Sonne zu meiden. Durch die therapeutisch induzierte Entzündungsreaktion kann es in Kombination mit der durch die Sonne ausgelösten Anregung von pigmentbildenden Zellen, den sog. Melanozyten, zu Fehlpigmentierungen der Haut kommen, die das kosmetische Ergebnis verschlechtern können.

Wann kann der Erfolg der Lasertherapie beurteilt werden?

Nach 4–6 Wochen kann das Therapieergebnis beurteilt und die Behandlung gegebenenfalls wiederholt werden.

Ist die Lasertherapie von Besenreisern schmerzhaft?

Die Lasertherapie von Besenreisern durch die Haut ist etwas unangenehm, aber in der Regel nicht stark schmerzhaft. Man fühlt meist eine Art Kneifen oder Stechen, wenn der Lichtstrahl in die Haut eindringt. Schmerzmittel oder Betäubung sind im Allgemeinen nicht erforderlich.

Gibt es Narben bei der Lasertherapie von Besenreisern?

Bei der Lasertherapie von Besenreisern wird die Wellenlänge des Lichts so gewählt, das hauptsächlich rote Strukturen (d. h. die roten Blutkörperchen in den Besenreisern) die Laserenergie absorbieren und das umgebende Gewebe (d. h. auch die oberen Hautschichten) geschont werden. So kommt es in der Regel nicht zur Narbenbildung, sondern allenfalls zu Depigmentierungen der

Haut (weiße Flecken). Kommen jedoch hohe Energien bei großen oder tief liegenden Besenreisern zum Einsatz, ist das Risiko der Narbenbildung erhöht.

Was versteht man unter der Laserreaktion?

Die Laserreaktion bezeichnet die Umbau- und Regenerationsprozesse, die mit der Lasertherapie in der Haut hervorgerufen werden. Durch die von den Geweben aufgenommene Lichtenergie kommt es zu einem Hitzeschaden der Gefäßwand, der wie das Verödungsmittel bei der Sklerosierungstherapie eine Entzündung der Gefäßwand in Gang setzt. Die Gefäßwand schwillt an, verklebt und ein Blutfluss ist unmöglich.

Wie läuft die Lasertherapie bei Besenreisern ab?

Wenn sich Patient und Arzt für eine Lasertherapie der Besenreiser entschieden haben, ist zunächst eine Probelaserung an einer kleinen Stelle notwendig, um die für den Patienten geeignete Laserart und -stärke festzulegen.
Einige Tage bis Wochen später kann dann bei zufrieden stellendem Ergebnis die eigentliche Therapie durchgeführt werden.

5.3 Welche Therapiemöglichkeiten gibt es beim *Ulcus cruris*? Fragen zu Therapiemöglichkeiten beim »offenen Bein«

Was ist wichtig, bevor die Therapie beginnt?

Um die für das jeweilige Ulkus richtige Therapie auszuwählen, muss zunächst eine eingehende Diagnostik erfolgen. Diese folgt

dem Prinzip der gängigen Venendiagnostik (→ Diagnostik von Venenkrankheiten). Von besonderem Interesse beim Ulkus sind in der Krankengeschichte das Alter, die Tiefe und Größe sowie die Schmerzhaftigkeit des Ulkus. Weiterhin wird beurteilt, inwieweit das umgebende Gewebe bindegewebig verhärtet und die Beweglichkeit des Sprunggelenks (→ Muskelpumpe) vorhanden ist. Zur Beurteilung möglicherweise zusätzlich zum Venenleiden vorhandener Gefäßerkrankungen wird die maximale Gehstrecke (→ arterielle Verschlusskrankheit) und die kardial mögliche Belastung (→ Herzschwäche) abgefragt.
Nach der sorgfältigen klinischen Untersuchung folgt die apparative Diagnostik bestehend aus der Bestimmung des Knöchel-Arm-Index, einer doppler- und duplexsonographischen Beurteilung der Venensituation und gegebenenfalls einer Venenfunktionsprüfung wie z. B. der Photoplethysmographie. Schließlich wird ein Abstrich vom Ulkus genommen und auf eventuell vorhandene pathogene (krankhafte) Keime untersucht. Im Blut werden bei entsprechendem klinischen Verdacht außerdem Parameter bestimmt, die auf zusätzlich bestehende vaskulitische (gefäßentzündliche) oder diabetische Erkrankungen hinweisen können.

Welche Möglichkeiten gibt es bei der Therapie venöser Ulzera?

Therapieziele in der Behandlung von venösen Ulzera sollten eine rasche Beseitigung der oft sehr starken Schmerzen sowie natürlich ein Defektverschluss und die Infektbekämpfung sein. Dazu stehen verschiedene Möglichkeiten zur Verfügung. Grundlage für alle anderen Therapieoptionen stellt dabei die Kompressionstherapie dar. Zusätzlich können operative Methoden, Sklerosierung, Lasertherapie und spezielle Wundauflagen angewendet werden. Entsprechend zusätzlicher Faktoren wie Schmerzen, Infektion usw. kommen lokale und systemisch angewendete Arzneimittel in Betracht.

Ist ein Ulkus sehr schmerzhaft? Was kann man dagegen tun?

Ulzerationen mit primär venöser Ursache verursachen oft so massive Schmerzen, dass die betroffenen Patienten kaum zur Ruhe kommen und der Nachtschlaf nachhaltig gestört ist. Es sollten jedoch keine schmerzlindernden Salben, Cremes oder Gele angewandt werden, da diese die Entwicklung von Kontaktallergien auf der Haut der Ulkusumgebung fördern. Eine Ausnahme stellt lediglich die Anwendung einer speziellen Creme zur örtlichen Betäubung vor einer Wundreinigung dar. Stattdessen stehen hochwirksame systemisch wirksame Schmerzmittel (Tabletten, Tropfen, Zäpfchen, Infusionen, Pflaster etc.) zur Verfügung, die nach einem festen Stufenplan eingesetzt werden sollten.
Zusätzlich zur eigentlichen Schmerztherapie müssen auch Infekte und Entzündungen therapiert werden (Wundreinigung, Antibiotika), die die Schmerzhaftigkeit der Wunde erhöhen können.

Wie läuft die Schmerztherapie beim Ulkus ab?

In der Regel wird die Behandlung der Schmerzen mit einem geeigneten Schmerzmittel begonnen, das an einer oder mehreren Stellen der Schmerzleitung oder Schmerzverarbeitung ansetzt. Reicht dessen Wirkung allein nicht aus, kann ein weiteres Schmerzmittel hinzugegeben werden. Es sollte jedoch darauf geachtet werden, dass die kombinierten Schmerzmittel unterschiedliche Angriffspunkte in der Schmerzleitung oder -verarbeitung haben. Eine Kombination zweier Präparate mit dem gleichen Wirkansatz ist nicht sinnvoll.

Tabelle 5.4: Stufenschema der Weltgesundheitsorganisation für die Therapie chronischer Schmerzen

Stufe 1	Zur Therapie leichter bis mäßiger Schmerzen stehen Schmerzmittel zur Verfügung, die den sog. Nicht-Opioid-Analgetika angehören. Das sind Acetylsalicylsäure bei entzündlichen oder knochenmetastasenbedingten Schmerzen, Metamizol bei Eingeweideschmerzen, nicht-steroidale Antirheumatika bei muskulären oder schwellungsbedingten Schmerzen, Paracetamol bei schwachen Schmerzen oder bei bestehender Kontraindikation für eines der zur Verfügung stehenden Nichtopioidanalgetika.
Stufe 2	In der Stufe 2 werden schwach wirksame Opioidanalgetika (z. B. Codein, Tilidin/Naloxon, Dextropropoxyphen), die nicht der Betäubungsmittelverordnung unterliegen, mit Nicht-Opioid-Schmerzmittel der Stufe 1 kombiniert.
Stufe 3	In der Stufe 3 wird ein schwach wirksames gegen ein stark wirksames Opioid (z. B. Morphin, Fentanyl, evtl. auch Methadon, Buprenophin und andere morphinverwandte Substanzen) ausgetauscht und in Kombination mit einem Nicht-Opioid-Schmerzmittel kombiniert.
Stufe 4	In der Stufe 4 kommen zusätzlich weiterführende Verfahren zur Anwendung. Dazu gehören invasive und nicht-invasive Therapieoptionen. Zu den invasiven Verfahren gehört die Verabreichung von in die Vene (direkt oder über Portsystem) oder unter die Haut (direkt oder als Pumpe) verabreichte Schmerzmittel. Zu den nicht-invasiven Möglichkeiten gehören Morphinpflaster, die auf die Haut geklebt und alle 3 Tage gewechselt werden.

Ich habe besonders beim Verbandswechsel an meinem »offenen Bein« Schmerzen. Kann man etwas tun, damit dieser erträglicher wird?

Für die verstärkten Schmerzen beim Verbandswechsel gibt es entsprechend den verschiedenen Ursachen auch verschiedene Lösungsansätze.

Häufig werden die Schmerzen beim Verbandswechsel dadurch verursacht oder verstärkt, dass die verwendete Wundauflage mit der Wunde verklebt und angetrocknet ist. Verklebende Wundauflagen sollten daher vermieden werden. Selbst wenn sie vor dem Abziehen zum leichteren Ablösen angefeuchtet werden, wird das darunter liegende neu gebildete Gewebe in der Wundheilung zurückgeworfen.
Eine weitere Ursache für die Schmerzen beim Verbandswechsel sind notwendige Débridements (Nekrosenabtragung) der Wunde. Um diese Maßnahmen für den Patienten erträglicher zu machen, können schnell wirkende Schmerzmittel eingesetzt werden, die in die Vene oder den Muskel injiziert werden. Alternativ kann ca. 20 Minuten vor dem Débridement eine lokal betäubende Creme (z. B. EMLA) aufgetragen werden.
Bei der Versorgung großer, sehr schmerzhafter Wunden empfiehlt sich die generelle Gabe eines Schmerzmittels ca. 20–30 Minuten vor dem Verbandswechsel.

Ich habe gehört, es gibt Konzepte in der Schmerztherapie, nach denen der Patient seine Dosis an Schmerzmittel tagesabhängig selbst bestimmen kann. Stimmt das?

Man spricht dabei von *Patient Controlled Analgesie*. Sie ist eine spezielle apparative Form zur Verabreichung von Schmerzmitteln intravenös, subkutan (unter die Haut) oder rückenmarksnah. Eine computergesteuerte Pumpe mit einer an den Injektionsort führenden Kanüle ist dauerhaft am Körper des Patienten befestigt. Der Patient hat die Möglichkeit, sich über einen einfachen Druck auf den Auslöseknopf das Schmerzmittel selbst zu verabreichen. Allerdings kontrolliert der Computer die Häufigkeit und Gesamtmenge des Schmerzmittels und verhindert so eine Überdosierung. Der Vorteil dieser Methode liegt darin, dass dem Patienten die Angst vor den Schmerzen genommen wird, da er eigenhändig etwas dagegen unternehmen kann. Diese Form der Schmerztherapie ist allerdings bei Ulkuspatienten nur sehr selten erforderlich.

Wozu soll die Kompressionstherapie beim venösen Ulkus dienen?

Die Kompressionstherapie (als Verband oder als apparative Kompressionstherapie) greift an der Ursache des venösen Ulkus an. Sie umgibt das Bein mit so festem Druck, das die krankhaft erweiterten Venen eingeengt werden. So wird der venöse Rückfluss vom tiefen ins oberflächliche Beinvenensystem vermindert. Gleichzeitig bewirkt die Kompression eine Steigerung des Gewebedrucks und damit eine Erhöhung der Resorption im Gewebe und in den Lymphgefäßen. Lokal wird die Durchblutung in den kleinen Gefäßen gefördert, so dass sich die Heilungstendenzen eines venösen Ulkus entscheidend verbessern. Darüber hinaus dient der Kompressionsverband als festes Widerlager der zumindest teilweisen Wiederherstellung der Funktion der Wadenmuskelpumpe bzw. deren Wirkungsverbesserung. Teilweise kann die Funktion der Klappen durch die Kompressionstherapie wieder hergestellt werden.

Können auch bei offenen Wunden Kompressionsstrümpfe getragen werden?

Auch bei offenen Wunden am Bein können speziell für diesen Zweck konzipierte Kompressionstrümpfe getragen werden. Die Wirkung ist dabei mit einem phlebologischen Verband mit Kurzzugbinden zu vergleichen. Der Vorteil ist jedoch, dass die Strümpfe vom Patienten selbst oder von nicht speziell geschulten Personen wie Angehörigen oder aber nicht spezialisierten Pflegekräften angezogen werden können und auch nach mehreren Stunden noch optimal sitzen. Hingegen rutschen Kompressionsverbände, die am eigenen Bein angelegt werden, oft schon nach kurzer Zeit.

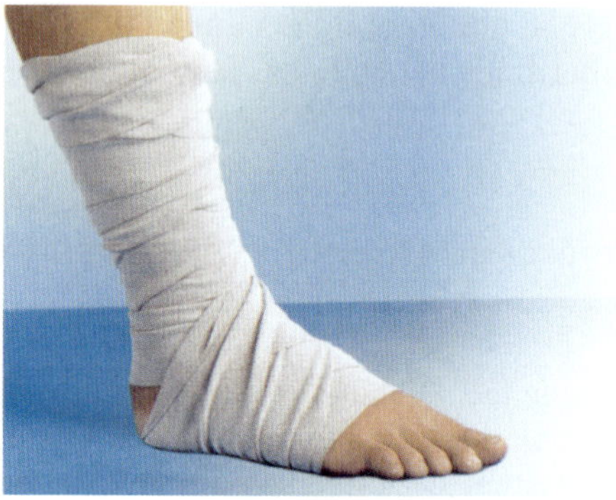

Abbildung 5.12: Ein fehlerhaft angelegter Verband hält oft nicht lange und richtet dann mehr Schaden als Nutzen an (Bild: Innothera GmbH).

Ich habe von speziellen »Ulkusstrümpfen« gehört. Was genau ist das?

Wie bei allen venösen Krankheitsbildern ist auch beim Ulkus (»offenen Bein«) die Kompressionstherapie ein wesentliches Element der Therapie. Insbesondere für Ulkuspatienten wurden sog. »Ulkusstrümpfe« (Tubulcus®, Venotrain ulcertec®, UlcerCARE®) entwickelt, die statt einem herkömmlichen Kompressionsverband getragen werden. Gegenüber den sonstigen Kompressionsverbänden und -strümpfen bieten sie den Vorteil einer gezielten Kompression, einen perfekten Sitz und Tragekomfort, eine einfache Handhabung, eine optimale Hygiene und Wirtschaftlichkeit. Auf dem deutschen Markt sind aktuell der Tubulcus®, Venotrain ulcertec® und der UlcerCARE® erhältlich.

Was bieten die verschiedenen Ulkusstrümpfe?

Der *Tubulcus®* leistet im Fesselbereich dauerhaft die medizinisch richtige und im Zeitverlauf kontinuierliche Druckwirkung von 30–40 mmHg. Er kann durch einfaches Abschneiden individuell

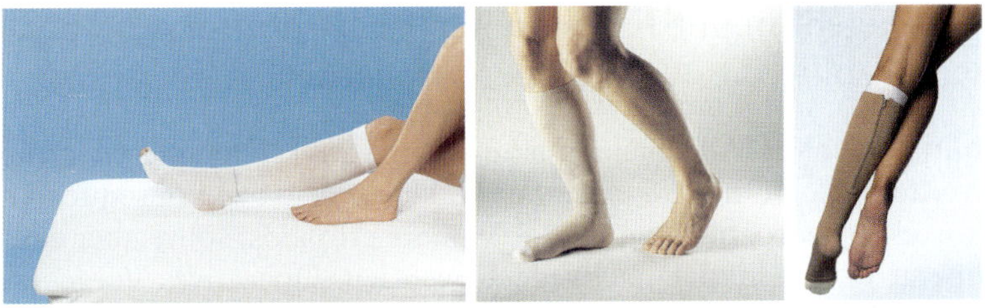

Abbildung 5.13: Ulkusstrümpfe. Von links nach rechts: Tubulcus, Venotrain ulcertec und UlcerCARE (Bilder: Innothera GmbH, Bauerfeind-Phlebologie GmbH & Co KG, Jobst GmbH).

der Beinlänge angepasst werden. Das Baumwollmaterial ist absorbierend, atmungsaktiv und ist auch auf der sensiblen, vorgeschädigten Haut angenehm zu tragen. Der Strumpf kann Tag und Nacht am Bein bleiben. Angezogen wird er mit einer Anziehhilfe, die anschließend entfernt werden kann.

Der *Venotrain ulcertec®* besteht aus einem Ober- und einem Unterstrumpf. Der Oberstrumpf entspricht in seinen Eigenschaften wesentlich einer Kurzzugbinde und verhindert durch seine Materialzusammensetzung ein Rutschen des Strumpfes am Bein. Der Unterstrumpf ermöglicht auch über Nacht eine Fixierung der Wundauflage, schützt die empfindliche Haut und dient als Anziehhilfe für den Oberstrumpf. Er kann bei bis zu 95 °C gewaschen werden.

Der *UlcerCARE®* ist ebenfalls zweilagig. Der Knie-Kompressions-Unterziehstrumpf (10 mmHg) fixiert die Wundauflage und dient als Anziehhilfe für den eigentlichen Knie-Kompressionsstrumpf mit Reißverschluss (30 mmHg), der über den Unterziehstrumpf gezogen wird. Dieses Therapiesystem sorgt insgesamt für einen Druck von 40 mmHg im Knöchelbereich bei abnehmendem Druck vom Knöchel bis zum Oberschenkel.

Wann geht man beim »offenen Bein« konservativ vor, wann sollte die Wunde operiert werden?

Initial sollte im Allgemeinen eine konservative Therapie versucht werden. Bleibt diese konservative Therapie trotz konsequenter korrekter Durchführung über 3 Monate erfolglos, sollte über eine operative Alternative nachgedacht werden. Operatives Vorgehen kann jedoch auch früher indiziert sein, wenn das Gewebe des betroffenen Beines sehr stark vernarbt und verhärtet ist (Lipodermatosklerose). Unabhängig von den Maßnahmen an der Wunde selbst, sollten bestehende Krampfadern an einem »offenen Bein« möglichst frühzeitig und nachhaltig durch die oben beschriebenen Methoden beseitigt werden.

Welche operativen Möglichkeiten gibt es in der Therapie venöser Ulzera?

Neben operativen Maßnahmen, die auf die Normalisierung des Blutflusses im venösen Gefäßsystem (Stripping, Krossektomie, Schaumsklerosierung, Radiowellensklerosierung, endoluminale Lasertherapie) abzielen, haben sich lokale Eingriffe wie die Shavetherapie oder die Ulkusexzision etabliert. Andere Operationstechniken wie die endoskopische Perforantendissektion oder die Stent- bzw. Klappenimplantation im Bereich der Beckenvenen befinden sich noch in wissenschaftlicher Diskussion, auch wenn es bei einem bestimmten Patientengut Gründe gibt, sie einzusetzen.

Was bieten die lokalen Verfahren wie Shavetherapie und Ulkusexzision?

Mit dem Fortschreiten eines venösen Ulkus kommt es zunehmend zu einer Vernarbung der Haut und des Unterhautfettgewebes (Lipodermatosklerose) sowie der bindegewebigen Muskelhülle, der Unterschenkelfaszie, die ein Hemmnis für eine dauerhafte Abhei-

lung darstellt. Die lokalen Therapieverfahren zielen darauf ab, diese Lipodermatosklerose zu entfernen und eine geeignete Grundlage für eine Hauttransplantation zu schaffen. Für die Behandlung stehen heute eine Reihe verschiedener Operationsmethoden zur Verfügung, die gute Aussichten auf einen langfristigen Erfolg haben. Voraussetzung ist dabei jedoch die Sanierung des oberflächlichen Venensystems. Zu den gängigen lokalen Verfahren gehören die Shaveabtragung und die Ulkusexzision.
Bei der *Shaveabtragung* werden Ulkus und Ulkusumgebung mit dem Dermatom und Skalpell tangential in mehreren Schichten bis in den gesunden Bereich oder bis auf die Unterschenkelfaszie *(Fascia cruris)*, selten darüber hinaus, abgetragen, bis die sklerotische Gewebeschicht weitgehend entfernt ist und gut durchblutetes Gewebe ein geeignetes Wundbett für eine sofortige oder spätere Hauttransplantation ergibt.
Bei der *Ulkusexzision* wird das Ulkus einschließlich des umgebenden dermatosklerotisch veränderten Gewebes unter Mitnahme der Faszie und Ligatur der darunter liegenden Perforansvenen en bloc entfernt. Im Anschluss kann eine Hauttransplantation auf das Wundbett erfolgen.

Ich habe gehört, dass in einigen Fällen die bindegewebige Hülle der Beinmuskulatur durchtrennt werden musste, wann ist das notwendig?

Die Unterschenkelfaszie *(Fascia cruris)* umschließt die Muskulatur des Unterschenkels und besteht aus einer scherengitterartigen Anordnung von Bindegewebe. Dieser Aufbau ermöglicht es der gesunden Faszie, sich bei einer Volumenzunahme der umschlossenen Muskelbäuche auszudehnen. Kommt es aufgrund der chronischen Entzündung im geschädigten Bein zu einer narbigen Zerstörung der Faszie, ist dieses Ausdehnen jedoch nicht mehr möglich. Bei der Muskelkontraktion bleibt die Faszie steif und führt so zu einer Drucksteigerung im faszienumschlossenen Bereich, was zu erheblichen Schäden an den Geweben führt. Bestehende Ulzerationen des

Unterschenkels heilen nicht ab und können sich sogar noch weiter ausdehnen. In schweren Fällen bilden sich sog. Gamaschenulzera aus; man spricht dann vom chronischen Faszienkompressionssyndrom. Die sog. paratibiale Fasziotomie greift in dieses Geschehen ein, indem die straffe Bindegewebshülle entlang der Schienbeinkante langstreckig eröffnet wird. Hierdurch entfallen die hohen Druckspitzen im faszienumschlossenen Raum beim Stehen und Gehen, wodurch letztlich auch eine verbesserte Durchblutung der Unterschenkelgewebe erreicht werden kann. Ulzerationen heilen ab, trophische Störungen bilden sich zurück.
Hauptkomplikationen der paratibialen Fasziotomie sind Blutungen, Verletzungen von Nerven, Gefäßen und Lymphbahnen, Wundheilungsstörungen, Gefäßentzündungen, thrombembolische Ereignisse, pathologische Narbenbildung, Pigmentierungsstörungen und die Entstehung neuer kleiner Venen. Die paratibiale Fasziotomie wird heute allerdings nur noch sehr selten angewandt. Meist wird stattdessen eine Shavetherapie bzw. Ulkusexzision eingesetzt, da hier die positiven Effekte besser durch wissenschaftliche Studien dokumentiert sind.

Man hört immer wieder davon, dass man das Ulkus mit Haut verschließen kann. Wann wird das durchgeführt?

Nach lokalen dermatochirurgischen Verfahren zur Wundreinigung und zur Entfernung von Nekrosen (untergegangenes Gewebe) können Transplantate auf die Ulkusfläche aufgebracht werden. Dazu stehen körpereigen gewonnene oder industriell hergestellte biologische Wundauflagen zur Verfügung. Die körpereigen gewonnenen Transplantate unterscheiden sich in erster Linie durch das Hautniveau, in dem sie gewonnen werden, und die Art der Aufarbeitung. Die industriell hergestellten Hautersatztherapien sind allesamt sehr teuer. Sie bieten zwar gegenüber der Spalthaut-Therapie den Vorteil, das keine größeren Entnahmedefekte auftreten, doch ist die Einheilung nicht besser als die der Spalthauttransplantate.

Welche verschiedenen Hauttransplantate gibt es?

Die zum Verschluss des Defektes entstandenen Hauttransplantate unterscheiden sich in dem Hautniveau, aus dem sie gewonnen werden, und in der Zusammensetzung der Hautschichten.

Tabelle 5.5: Formen der verschiedenen Transplantate

Transplantatformen	Hautniveau
Vollhaut-Lappen	Transplantat aus allen Hautschichten bestehend, frei transplantierbar oder gestielt (Gefäßanbindung aus Herkunftsregion bleibt erhalten) transplantierbar
Spalthaut-Lappen (Sonderform: Mesh-Graft)	Freies Hauttransplantat aus Oberhaut und der oberen Lederhautschicht
Thiersch-Lappen	Hautlappen aus Oberhaut für eine freie Transplantation
Reverdin-Plastik	Hautdefektdeckung mittels zahlreicher freier, durch Skalpellanwendung gewonnener Hautläppchen, welche als Inseln die weitere Heilung des Ulkus beschleunigen

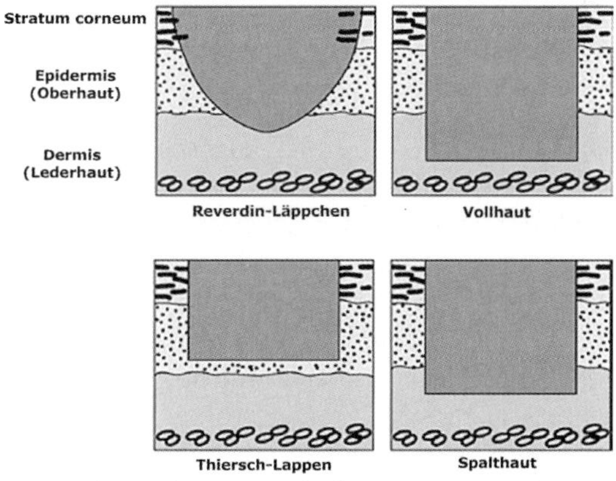

Abbildung 5.14: Schema der Hautschichtung. Die einzelnen Transplantatformen unterscheiden sich im Hautniveau, aus dem sie entnommen werden.

Was ist ein Vollhautlappen?

Ein Vollhauttransplantat umfasst alle Hautschichten und kann als freies oder gestieltes Transplantat zur Deckung eines Hautdefektes zur Anwendung kommen. Ein freies Transplantat hat keine Verbindung mehr zur ursprünglichen Entnahmestelle; seine Gefäße verbinden sich mit denen der Region, in die es verpflanzt wird. Ein gestieltes Transplantat behält seine ursprüngliche Gefäßversorgung über einen Gefäßstil und wird in die neue Region gedreht. Nach der Operation sollte der Operationsbereich für etwa 5 Tage ruhig gestellt werden. Die Verbände können bis zu 10 Tage belassen werden. Gegenüber dem Spalthautlappen hat der Vollhautlappen den Vorteil, dass er eine hohe Belastbarkeit aufweist und nur geringe Schrumpfungstendenz zeigt. Allerdings ist die Größe des Transplantats durch die Entnahmestelle, an der ja auch ein Defekt entsteht, begrenzt. Risiken der Vollhauttransplantation sind Heilungs- und Funktionsstörungen an der Entnahmestelle sowie Pigmentverschiebungen, Durchblutungsstörungen im Bereich des Transplantats und höhere Einheilungsrisiken in schlechtem Wundgrund.

Was ist eine Spalthaut?

Ein Spalthautlappen besteht aus der Oberhaut und der oberen Lederhautschicht und wird als freies Transplantat (keine Verbindung mehr zwischen Entnahmestelle und Transplantationsstelle) verpflanzt. Man unterscheidet je nach der Dicke des Transplantats dünne (bis 0,3 mm), mittlere (0,4–0,5 mm) und dicke (> 0,5 mm) Transplantate. Zur Entnahme stehen hand- oder motorbetriebene Dermatome (Schneideinstrument zur Gewinnung gleichmäßig dicker Hautlappen für eine Transplantation) zur Verfügung. Optimale Entnahmestellen sind Oberschenkelinnenseite, Gesäß und Oberarminnenseite. Die Spenderstelle wächst von allein wieder komplett zu und braucht nicht verschlossen zu werden. Im Gegensatz zu den Vollhauttransplantaten heilen die Spalthauttransplan-

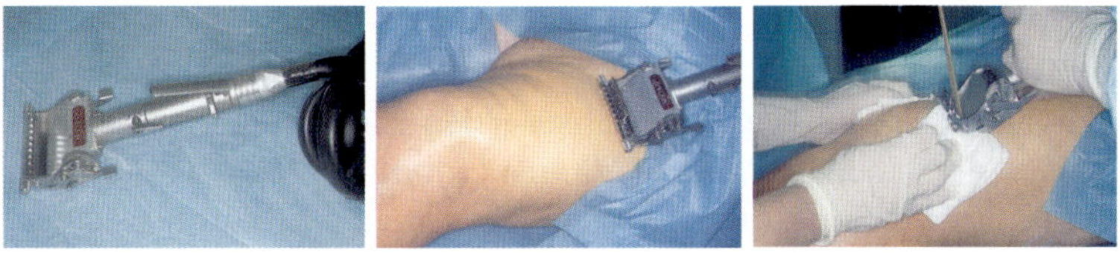

Abbildung 5.15: Entnahme von Spalthaut am Oberschenkel mit dem Dermatom unter Betäubung.

tate auch in schlecht durchbluteten Bereichen komplikationslos ein. Oft zeigen sie eine hohe Schrumpfungstendenz, was gerade bei größeren Unterschenkelgeschwüren durchaus positiv sein kann. In einigen Fällen treten lang anhaltende Schmerzen und Pigmentierungsstörungen im Bereich der Entnahmestelle auf.

Was ist ein Mesh-Graft-Transplantat?

Die Mesh-Graft-Transplantate stellen eine Sonderform der Spalthaut-Transplantate dar und sind insbesondere zur Deckung großer, oberflächlicher Defekte geeignet. Nach der Entnahme eines Spalthautlappens wird dieser durch künstliche Schlitzungen »gestreckt«. Es entsteht ein maschenförmiges Gitter. Die gemeshten Transplantate werden mit Hilfe von sog. Fibrinkleber, mit einer Naht oder Klammertechnik auf dem zu deckenden Gebiet befestigt.

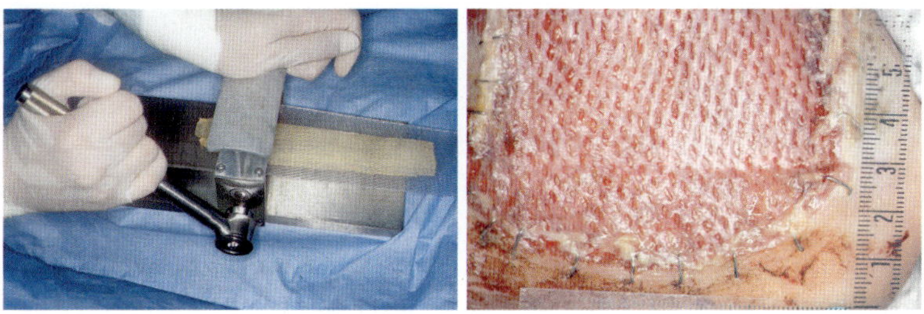

Abbildung 5.16: Die Spalthaut wird gemesht und anschließend mit Klammer auf dem Defekt befestigt.

Was ist eine Reverdin-Plastik?

Zur Reverdinplastik werden aus der Haut mehrere kleine Läppchen entnommen, die als freie Transplantate als »Inseln« gesunder Haut in das Ulkus gesetzt werden. Sie bieten eine gute Ausgangslage für einen schnelleren Wundverschluss.

Ich habe von einer Schmeller-Operation gehört, die beim Ulkus hilfreich sein soll. Was ist das?

Die sog. Schmeller-Operation ist eine Form der Shavetherapie, die von dem Hautarzt Schmeller perfektioniert wurde. Sie wird insbesondere bei Patienten mit großflächigen, therapieresistenten Unterschenkelgeschwüren mit ausgedehnter Gewebeverhärtung und -vernarbung (Dermatoliposklerose) angewandt.
In Vollnarkose oder rückenmarksnaher Anästhesie werden die Ulzera zusammen mit der sie umgebenden Dermatoliposklerose mit einem Dermatom (Schneideinstrument zur Gewinnung gleichmäßig dicker Hautlappen für eine Transplantation) entfernt. Dabei werden die gesamten verhärteten und durchblutungsgestörten Gewebe schichtweise abgetragen, bis in den tieferen Arealen, d. h. nahe der bindegewebigen Muskelhülle, besser

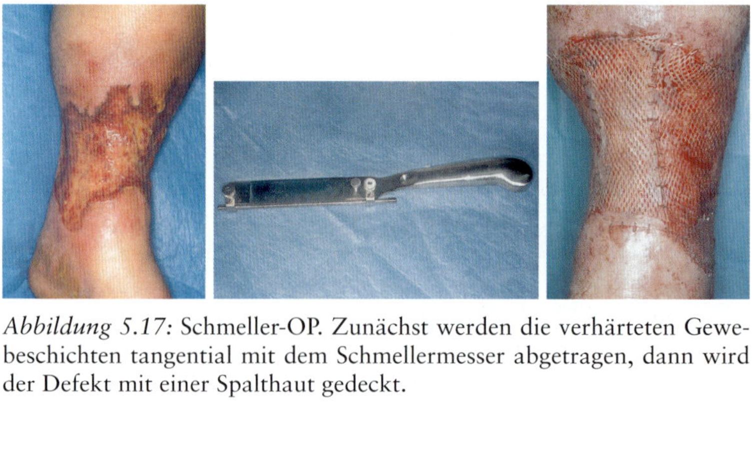

Abbildung 5.17: Schmeller-OP. Zunächst werden die verhärteten Gewebeschichten tangential mit dem Schmellermesser abgetragen, dann wird der Defekt mit einer Spalthaut gedeckt.

durchblutetes und weicheres Gewebe erkennbar wird. Noch in derselben Sitzung wird der entstandene Defekt mit Spalthaut gedeckt.

Wann kommt welche Operation in Frage?

Die Reverdin-Plastik kommt vor allem bei Ulzera in Frage, die erst kurzzeitig bestehen und relativ klein sind.
Spalthauttransplantationen sind ideal für größere Ulzera, die erst kurzzeitig bestehen und bei denen es noch nicht zur Verhärtung und Vernarbung des Gewebes gekommen ist.
Die Schmeller-Operation sollte bei Ulzera angewandt werden, bei denen es zur Verhärtung und Vernarbung der Gewebe gekommen ist. Ohne die Abtragung dieser verhärteten Schichten wäre eine Heilung des Ulkus andernfalls nicht zu erwarten, da kein Transplantat auf dem schlecht durchbluteten Gewebe anwachsen könnte.

Wie hoch ist die Erfolgsrate bei Ulkus-Operationen? Gibt es Rezidive nach Ulkus-Operationen?

Die Erfolgsrate der Ulkus-Operationen bzw. die Rezidivhäufigkeit hängt entscheidend davon ab, ob es im Rahmen der Operation gelungen ist, die Ursache des Ulkus zu beseitigen. Andernfalls ist ein Rezidiv relativ wahrscheinlich.
Selbst unter optimalen Operationsverhältnissen kommt es etwa bei der Hälfte der Patienten nach einer herkömmlichen Spalthauttransplantation innerhalb von 4 Monaten zu einem Rezidiv des Ulkus. Nach einer Schmeller-Operation – also nach Entfernung des Narbengewebes und des Ulkus mit anschließender Spalthautdeckung – konnte eine Heilung der chronischen Ulzera bei 79 %, nach 32 Monaten bei 88 % der Patienten beobachtet werden. Neu auftretende Ulzera waren oft wesentlich kleiner und weniger schmerzhaft als der ursprüngliche Befund.

Gibt es eine Altersbeschränkung oder Kontraindikationen bei Ulkus-Operationen?

Generell gibt es keine Altersbeschränkung bei den Ulkusoperationen. Bei Patienten mit starken Schmerzen oder schweren Entzündungen im Bereich des Ulkus sollten Nutzen und Risiko der Operation sorgfältig gegeneinander abgewogen werden. Ausschlaggebend sind letztlich die Kriterien der allgemeinen Operabilität.

Wer führt Ulkusoperationen durch?

Ulkusoperationen sollten von Phlebologen oder Gefäßchirurgen oder Chirurgen mit entsprechender Erfahrung vorgenommen werden. Oft sind Hautärzte, gerade auch Hautkliniken, besonders erfahren in diesen Operationstechniken.

Kommt beim »offenen Bein« auch eine Sklerosierungstherapie in Frage?

Eine Sklerosierungstherapie zur Verbesserung des ursächlichen Problems – der chronischen Veneninsuffizienz – ist sinnvoll. Im Gegensatz zur »normalen« Sklerosierungstherapie wird die Verödung beim offenen Bein periulzerös begonnen und nach oben fortgesetzt (→ Sklerosierungstherapie).

Welche Wundverbände kommen in der Ulkustherapie zur Anwendung? Wann nimmt man was?

Insbesondere bei länger bestehenden Ulzerationen kann die konservative Therapie langwierig sein und erfordert viel Geduld, aber auch aktive Mitarbeit seitens des Patienten. Die besten Wundauflagen bringen wenig, wenn keine konsequente Kompressionstherapie erfolgt und der Patient nicht versucht, die venöse Funktion

Tabelle 5.6: Schema für die Lokaltherapie chronischer Ulzera

	keimarm	*keimbesiedelt*
Zur Wundreinigung		
Standard	Wundreinigung mit antiseptischen Lösungen	
Autolytisch bei festen Belägen	Hydrogelverbände	Antibakterielle Hautreinigungslösungen
Enzymatisch	Enzymatische Salben (nur in Ausnahmefällen)	
Chirurgisch	Abtragung von Nekrosen, Wundrandsanierung mit/ohne Betäubungscreme	
Biochirurgisch	Wundreinigung durch Fliegenmaden	
Verbände bei nässenden Wunden		
Starkes Nässen	Alginatverbände	Wundreinigende Aktivkohle- oder elementare Silberauflage unter Alginatverbänden
Mittleres Nässen	Schaumstoffverbände	Wundreinigende Aktivkohle- oder elementare Silberauflage unter Schaumstoffverbänden
Wenig Nässen	Hydrokolloidverbände	Hydrokolloidverbände mit elementarem Silber
Verbände zur Förderung der Gewebeneubildung (Granulation)		
Fördern der Granulation	Temporärer Hautersatz, Schwämme, feuchte Wundbehandlung, Vakuumverbände (mit ca. 75–125 mmHg Unterdruck)	
Förderung des Wundverschlusses		
Starkes Nässen	Alginatverbände	
Mittleres Nässen	Schaumstoffverbände	
Wenig Nässen	Hydrokolloidverbände	

durch Aktivierung der Wadenmuskelpumpe (z. B. Gymnastik, Gehen) zu verbessern.
Die Tabelle 5.6 stellt das in unserem Hause verwendete Therapieschema zur Ulkusbehandlung dar. Im Allgemeinen gilt, dass die Wundflächen beim Verbandswechsel nur kurz offen liegen sollten, da sonst die Gefahr der Auskühlung und Austrocknung besteht, welche einer Wundheilung entgegenwirken. Von der Anwendung medikamentöser Wundauflagen ist aufgrund der hohen Allergisierung und Resistenzbildung abzuraten. Ebenso sollte auf die lokale Anwendung von Antibiotika und desinfizierenden Farbstoffen verzichtet werden, da sie bei Dauergebrauch eine deutliche Hemmung der Wundheilung verursachen.

Wie läuft eine typische Ulkustherapie ab?

Zunächst sollte die Wundfläche gereinigt werden, was entweder mit chirurgischen Instrumenten (Nekrosenabtragung mit dem Skalpell, Kürettierung mit der Ringkürette) oder mit Hilfe feuchter Wundverbände erreicht werden kann. Dazu stehen hydroaktive Wundauflagen mit unterschiedlichen Wirkungsweisen zur Verfügung, die entsprechend dem Wundzustand (keimfrei, keimbesiedelt, nässend) angewandt werden. Unterstützend dazu haben sich im Rahmen des Verbandswechsels Wundspülungen bewährt. Nur in Ausnahmefällen kommen enzymatische Salben zum Einsatz.
Zur Granulationsförderung kommen temporärer Hautersatz, Schwämme, feuchte Wundbehandlung und Vakuumverbände in Frage. Ist die Wunde relativ trocken, sollten neutrale Wundauflagen verwendet werden.
Krusten können mit Hilfe von Olivenöl aufgeweicht und mit einer Pinzette abgetragen werden.
Um die Wundränder insbesondere bei stark nässenden Wunden zu schützen, kann Zinkpaste aufgetragen werden.

In welchen Phasen läuft die Wundheilung ab?

Bei einer akuten Wunde wird zunächst durch das Blutgerinnungssystem eine fest auf der Oberfläche haftende Wundmembran (Wundschorf) aus Blutplättchen, roten Blutkörperchen und verschiedenen Faktoren des Gerinnungssystems gebildet. Der Wundschorf schützt die Wunde vor Infektionen und begünstigt den Heilungsprozess.
Dann folgt eine Art Entzündungsreaktion. Es kommt zum Austritt von Flüssigkeit, organischen Stoffen (Exsudation) und weißen Blutkörperchen (Extravasation) aus dem Gefäßsystem ins Gewebe. Durch diese Entzündungsreaktion werden Neutrophile und Monozyten (besondere Typen der weißen Blutkörperchen) in den

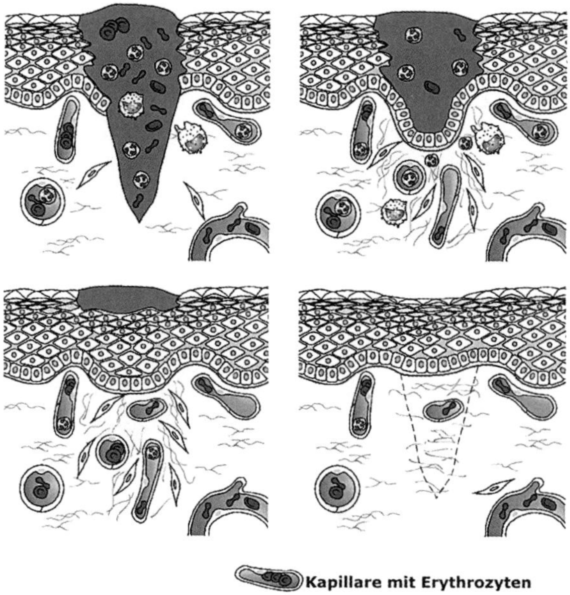

Abbildung 5.18: Die 3 Phasen der Wundheilung: Reinigung, Auffüllen des Defektes durch Hochwachsen von Gewebe (Granulation und Reparation) und Epithelisierung. Die Wunde heilt dabei von unten nach oben.

Wundbereich gelockt. Die Neutrophilen beseitigen Bakterien, die die Wunde verunreinigen, und locken durch die Ausschüttung spezieller Botenstoffe Zellen an, die Bindegewebsfasern und Hautfasern produzieren. Die Monozyten bauen abgestorbenes Zellmaterial ab und eliminieren die verbliebenen Krankheitskeime. Außerdem schütten auch sie Botenstoffe aus, die das Wachstum von bindegewebs- und hautproduzierenden Zellen anregen. Ist die Wunde »abgeräumt«, kommt es zum Verschluss der Wundoberfläche, zur Bildung von neuem Gewebe und zur Einsprossung neuer, kleiner Blutgefäße in die Wunde. Etwa eine Woche nach Verwundung beginnt die Wunde, sich zusammenzuziehen. Die Wundränder nähern sich einander an und erleichtern so den Verschluss der Wunde.

Was ist bei der chronischen Wunde anders als bei akuten Wunden?

Insbesondere in großen chronischen Wunden findet man oft mehrere Wundheilungsphasen, die parallel nebeneinander ablaufen. Während ein Teil der Wunde sich noch in der Reinigungsphase befindet, laufen in anderen bereits Granulation und Reparation ab.

Was versteht man unter phasengerechter Therapie?

Entsprechend den verschiedenen Phasen der Wundheilung muss im Therapieverlauf die örtliche Wundauflage bisweilen modifiziert werden. Allerdings sind moderne Wundauflagen so konzipiert, dass sie für mehrere Wundheilungsphasen verwendet werden können. Dies ist umso wichtiger, da bei größeren chronischen Wunden verschiedene Heilungsphasen parallel in einer Wunde vorliegen können wie z. B. Hochwachsen von Gewebe zur Defektauffüllung (Granulation) und die Bedeckung der Wundoberfläche mit Oberhaut (Epithelisierung) (→ Tabelle 5.6: Wann welche Wundverbände?).

Welche Eigenschaften haben die Hydrokolloid-Verbände?

Hydrokolloide bestehen aus einer semipermeablen (halbdurchlässigen) Deckschicht, die mit einer Schicht aus hydrophilen (wasserliebenden), kolloidalen, gel-bildenden Partikeln in hydrophober (wasserabweisender) Matrix verbunden ist. Sie gehören zu den meistverwendeten synthetischen Wundverbänden. Sie können Wundwasser aufnehmen und bilden ein Gel, das die feuchte Wundumgebung aufrechterhält.
Produktbeispiele: Askina® biofilm S/transparent®, Algoplaque®, Combiderm®, Comfeel® Plus/ H, Gothaderm®, Hydrocoll®, Nuderm®, Suprasorb® H, Tegasorb®, Traumasive®, Varihesive® E/Border

Was bieten die Schaumstoffverbände?

Schaumstoffe sind aufgeschäumte, hydrophile Polymere, meistens mit semipermeabler (halbdurchlässiger) Deckschicht, die eine Barriere für Flüssigkeit und Mikroorganismen bildet. Bei den in der Wundtherapie eingesetzten Schaumstoffen unterscheidet man stark haftende, mäßig haftende und nicht haftende Polyurethanschaumstoffe sowie Polyvinylschaumstoffe. Mit dem Wundgrund verhaftende Schaumstoffe können 3–5 Tage auf nicht infizierten Wunden verbleiben. Sie werden bei chronischen Wunden wie z. B. dem *Ulcus cruris* wegen der starken Schmerzhaftigkeit bei Bewegungen fast nicht mehr angewandt. Nicht mit der Wunde verhaftende Schaumstoffe können 1–7 Tage auf einer nicht infizierten Wunde belassen werden.
Schaumstoffe können größere Mengen Wundsekret und Debris aufnehmen und polstern die Wunde. Der Wundgrund kann jedoch nicht inspiziert werden. Die heute angewandten Schaumstoffverbände sind zum Teil nicht selbsthaftend und müssen deshalb mit einem zweiten Verband befestigt werden.
Produktbeispiele: Allevyn®, Allevyn® Adhesive, Askina® Transsorbent/ Transsorbent Border, Biatain®, Biatain® Adhesive, Cello-

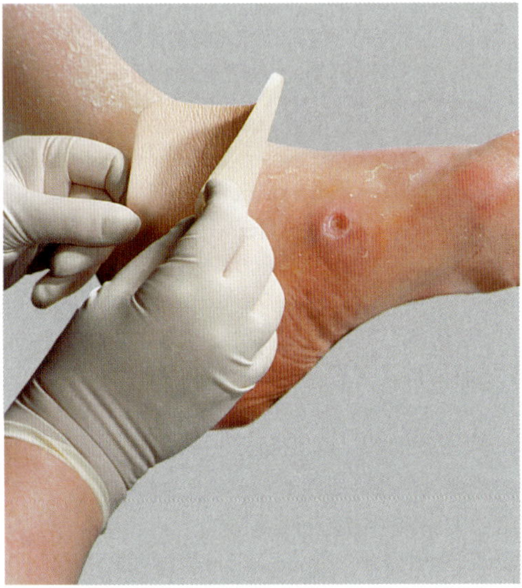

Abbildung 5.19: Beispiel eines Schaumstoff-Verbandes (Bild: Smith & Nephew GmbH).

sorb, Allevyn® Compression, Lyomousse®, Mepilex, Mepilex® Border, Primamed®, Sterisorb®, Suprasorb® , Tielle®, Tielle® Borderless, Versiva®

Welche Eigenschaften haben Hydrogelverbände?

Hydrogele entstehen durch Quellung von großmolekularen organischen Verbindungen mit Wasser. Wundgele kommen zur Anwendung zur Rückfettung bei trockenen oder nur gering nässenden Wunden, um die Zellmechanismen in Schwung zu bringen. Weiterhin dienen sie zur Aufnahme und Bindung des abgebauten Zellmaterials und Wundsekretes. Hydrofasern sind stark absorbierende (saugende) Hydrokolloidfasern. Das Wundsekret wird nur vertikal absorbiert. Sie können auch unter Kompression angewandt werden und schützen so den Wundrand vor Aufquellung.

Dabei sollte die Wundauflage den Wundrand um ca. 1 cm überragen. Auch bei Hydrofaserverbänden ist ein zweiter Verband zur Befestigung nötig.
Produktbeispiele: Askina® Gel, Comfeel® Purilon Gel, Comprigel®, Geliperm®, Duoderm®, Hydrosorb®, Hypergel®, Intrasite® Gel, Normigel®, Nu-Gel®, Opragel®, Purilon Gel®, Suprasorb® Gel, Textus®-Hydro/ Sucral, Urgo® Hydrogel, Vacuseal® Gel, Varihesive® Hydrogel

Was bieten die Alginat-Verbände?

Alginate sind die Salze der Alginsäure. Sie werden aus der Braunalge Laminaria gewonnen. In Deutschland stellen sie eine eher neue Therapieform dar, in Großbritannien und den USA sind sie aber bereits seit den 60er Jahren bekannt. Aufgrund ihrer Quelleigenschaft eignen sie sich zur Wundreinigung und zur Blutstillung. Alginatverbände sind in der Lage, Flüssigkeit bzw. Wundwasser bis zum 20fachen ihres Eigengewichtes aufzunehmen. Die Fasern schwellen auf und die im Verband enthaltenen Calciumionen werden freigesetzt und durch in der Wundflüssigkeit enthaltene Natriumionen ersetzt. Calciumionen haben viele positive Funktionen in biologischen Prozessen.
Durch die Aufnahme des Wundwassers wandeln sich die Fasern des Alginatverbandes in ein visköses Gel um, das die Wunde feucht hält und ein optimales Wundmilieu für eine Heilung schafft. Alginate fördern zwar die Granulation, aber nicht die Epithelisierung. Da sie nicht am Wundgrund kleben, ermöglichen sie einen schmerzlosen Verbandwechsel, benötigen aber eine Befestigung mit einem zusätzlichen Verband.
Produktbeispiele: Algisite®, Acquacel®, Algosteril®, Comfeel® Alginat, Kaltostat®, Melgisorb®, Seasorb®, Sorbalgon®, Sorbsan®, Sorbsan® Plus, Suprasorb® A, Tegagen®, Trigonic® Algosteril, Trionic®, Urgosorb®

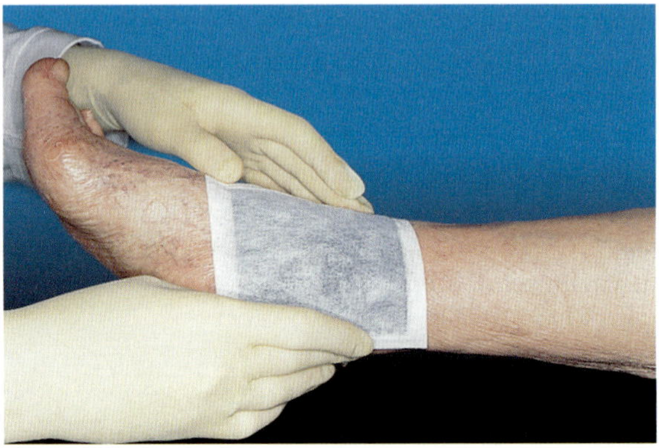

Abbildung 5.20: Beispiel eines Aktivkohle-Verbandes (Bild: Johnson & Johnson)

Was bieten Aktivkohleauflagen?

Aktivkohleauflagen bestehen aus einem Aktivkohlegewirk mit elementarem Silber in einer atmungsaktiven Umhüllung. Sie wirken physikalisch wundreinigend, töten Bakterien ab und neutralisieren unangenehme Gerüche. Aktivkohleverbände dürfen zum Teil nicht zerschnitten werden. Zu ihrer Befestigung brauchen sie einen zusätzlichen Verband.
Produktbeispiele: Actisorb® plus, Carbonet®, Carboflex®, Oprasorb®

Welche Eigenschaften sollte ein Wundverband beim *Ulcus cruris* haben?

Die Wundauflage für ein venöses Ulkus sollte ein Multitalent sein. Wichtig sind:

- Hohes Saugvermögen zum Aufsaugen keimbelasteten und überschüssigen Sekrets, ohne die Wunde auszutrocknen
- Weichheit, Hautfreundlichkeit, Luftdurchlässigkeit

- Nicht reizendes oder sensibilisierendes Material
- Keine Abgabe von Verbandbestandteilen in die Wunde
- Wundheilungsförderung entsprechend den Phasen der Wundheilung (→ phasengerechte Therapie)
- Schutz vor Sekundärinfektionen (undurchlässig für Bakterien, die die Wunde besiedeln können)
- Polsterung zum Schutz gegen physikalische (Druck, Zug etc.) und chemische Schädigung
- Verbandswechsel mit größtmöglicher Schonung der Wunde beim Wechseln
- Einfache Handhabung, Selbstbehandlung durch den Patienten
- Biologische und ökologische Verträglichkeit
- Gutes Preis-Leistungsverhältnis

Wie pflegt man die das Ulkus umgebende Haut?

Die Ulkusumgebung sollte mit Ölen (Babyöl, Olivenöl) sorgfältig gereinigt werden. Oft ist die Abdeckung der Ulkusumgebung mit Zinkpaste oder reiner Vaseline zum Schutz vor Irritationen durch das Ulkussekret sinnvoll. Bei stark nässenden Ulkuswunden kommen zusätzlich spezielle, das Sekret aufsaugende Wunddressings zur Anwendung.

Tabelle 5.7: Schema zur Behandlung der Ulkusumgebung

Behandlung der Umgebung	
Umgebendes Ekzem	Kortisonhaltige Salbe/Creme
Wundränder bei stark nässender Wunde	Zinkpaste
Krusten	Olivenöl

Wie entfernt man Beläge von den Ulzerationen?

Oberflächliche Beläge können durch Bäder oder Umschläge mit Zusatz von Haut-Desinfektionsmitteln aufgeweicht werden. Festhaftende Nekrosen und Krusten lassen sich zumeist nur mit Hilfe eines chirurgischen Instruments wie z. B. eines »scharfen Löffels«, eines Skalpells, einer Ringkürette, Pinzette oder Schere durch den Arzt entfernen. Erleichternd für die mechanische Abtragung kann die vorherige Behandlung mit enzymatischen Salben oder feuchten Wundverbänden sein.

Sollten in der Ulkustherapie Farbstoffe oder Antibiotika lokal zur Anwendung kommen?

Sowohl lokal angewandte Antibiotika als auch Farbstoffe können zur Ausbildung von Kontaktallergien im Anwendungsbereich führen und zusätzlich die Wundheilung deutlich verzögern. Daher sollte auf ihre Anwendung in der Ulkustherapie komplett verzichtet werden.

Ich habe gehört, man kann die Wunde mit Wasserstoffperoxid reinigen. Ist das sinnvoll?

Wasserstoffperoxid sollte, wenn überhaupt, nur zur allerersten Wundreinigung eingesetzt werden. Noch besser wäre es, komplett auf die Anwendung von Wasserstoffperoxid zu verzichten. Zwar ist es preiswert und in der Lage, Bakterien abzutöten, doch kann die Anwendung bei offenen Wunden sehr schmerzhaft sein und führt zur Zerstörung weiteren Gewebes. Dadurch wird die weitere Wundheilung beeinträchtigt oder sogar komplett gehemmt.

Patienten mit »offenen Beinen« leiden häufig unter Ekzemen. Woran liegt das?

Man findet bei Patienten mit »offenen Beinen« meist 2 verschiedene Ekzemformen. Zum einen sieht man das sog. Stauungsekzem bzw. die Stauungsdermatitis, zum anderen das allergische Kontaktekzem. Bei der Stauungsdermatitis kommt es zu entzündlichen Erscheinungen der Haut mit Nässen und Bläschenbildung, möglicherweise auch zu tief greifenden entzündlichen Hautreaktionen aufgrund des gestörten Abflusses des venösen Blutes.
Das allergische Kontaktekzem entsteht, wenn Haut oder Schleimhaut in Kontakt mit einer Substanz kommen, mit der sie schon früher in Berührung gekommen sind und gegen die eine Allergie besteht. Die Substanzen, die eine Kontaktallergie oder eine andere Allergie auslösen, nennt man Allergene. Im Fall des Ulkus werden diese Kontaktallergien meist durch das Auftragen von Salben und Cremes oder durch mit Arzneimitteln angereicherte Wundauflagen hervorgerufen.
In der Umgebung der Unterschenkelulzeration und im Ulkus selbst ist die Barrierefunktion der Haut nachhaltig gestört, so dass allergieauslösende Stoffe in höherem Maße resorbiert werden und wesentlich intensiver mit dem Immunsystem der Haut reagieren können.

Wie differenziert man zwischen einem chronischen Stauungsekzem und einem allergischen Kontaktekzem?

Zur Differenzierung zwischen den beiden Ekzemformen sollte zunächst eine ausführliche Anamnese erhoben werden. Wesentlich ist dabei, ob und welche Salben und Cremes vom Patienten im Bereich des Ulkus aufgetragen wurden. Gibt es keinen Hinweis auf in Frage kommende Allergene, ist von einem Stauungsekzem auszugehen. Gibt es Hinweise auf einen Zusammenhang des Ekzems mit angewandten Cremes, Salben, Wundauflagen o. ä., sollte eine ausführliche Allergietestung erfolgen.

Gegen welche Substanzen bestehen die häufigsten Allergien bei Ulkuspatienten?

Zu den »Top-Ten«-Kontaktallergenen bei Patienten mit chronischer Veneninsuffizienz gehören die in der Tabelle 5.8 aufgeführten Stoffe.

Tabelle 5.8: Die häufigsten Kontaktallergene bei Venenpatienten

Kontaktallergen	Vorkommen
Wollwachs-alkohole (Salben-grundlage)	In Arzneimitteln zur äußerlichen Anwendung, Kosmetika (Salben, Cremes, Lotionen, Seifen, Lippenstifte, Shampoos etc.), Druckfarben, Möbelpolitur, technischen Flüssigkeiten (z. B. Kühlschmierstoffe), Erzeugnissen zur Oberflächenversiegelung von Metallen, Imprägnierungsmitteln für Leder und Textil, Materialien zur Kabelisolierung, Skiwachsen
Aminoglykoside (Antibiotkum)	Antibiotika-Salben, -cremes
Perubalsam (Salben-grundlage)	Medikamente zur äußerlichen Anwendung, insbesondere zur Behandlung von Unterschenkelekzemen, Hämorrhoiden und Frostbeulen, als Duftstoff in Kosmetika (z. B. in Toilettenseifen, Haarlotionen, Lippenstiften, Rasierwässern und Zahnpasten), in Tabak, in der Zahnheilkunde (z. B. als Aromastoff für Zahnzement und Zahnzementflüssigkeiten), Ölfarben
Cetylstearyl-alkohol (Salben-grundlage)	Salben und Cremes (u. a. Augensalben, Vaginalcremes, Nasensalben, Wundsalben etc.), medizinische Seifen, Sonnenschutzmittel, Hautpflegemittel
Paraben-Mix (Salben-grundlage)	In Arzneimitteln sowohl zur äußeren als auch zur inneren Anwendung, in Kosmetika (Cremes, Lotionen, Make-up, Lippenstifte, Rasierwässer, Seifen, Sonnenschutzmittel, Enthaarungsmittel etc.), in Lebensmitteln (marinierte Koch- und Bratfischwaren, Mayonnaise, Gewürz- und Salatsoßen, Fischpasten, Speisesenf, Salate, Marzipan), im technischen Bereich zur Konservierung von Ölen, Fetten, Leimen, Schuhputzmitteln

Tabelle 5.8: Fortsetzung

Kontaktallergen	Vorkommen
Duftstoff-Mix	In Kosmetika (Parfüms, Eau de Toilette, Seifen, Haarwässer, Pomaden, Rasierwässer, Lippenstifte, Mundwässer, Sprays und Make-up), in medizinischen Zubereitungen (Salben, Zäpfchen), in Reinigungs- und Waschmitteln, Weichspülern, in Lebensmitteln (Speiseeis, Kaugummi, Backwaren, Limonaden, Pudding, Creme- und Geleespeisen, Soßen, Suppen, Zuckerwaren, Füllungen für Schokoladenwaren), in technischen Flüssigkeiten
Nickelsulfat	In Schmuck (Mode-, Silber und Weißgoldschmuck), Verschlüssen an Textilien und Schuhen (Reißverschlüsse, Ösen), Brillenbügeln, Bestecken, Küchengeräten, Haarnadeln, Lockenwicklern, Metallhülsen von Lippenstiften; Münzen, Stickern (Namensschilder aus Metall), Zahnklammern, ärztlichen und zahnärztlichen Instrumenten, Metallstühlen, Türgriffen, Regenschirmen, Verschlüssen an Handtaschen; Uhrenarmbändern, Fingerhüten, Nadeln, Scheren, Schreibern, elektrischen Drähten, ferner kann Nickel enthalten sein in Materialien wie Bleich- und Haarfärbemitteln, Farben, Glasuren, Mineralölprodukten, Kunstdünger
Chlor-amphenicol (Antibiotikum)	In medizinischen Präparaten (Ohrentropfen, Augentropfen, Augensalben, Präparaten zur Behandlung von Akne und *Ulcus cruris*)
Kalium-dichromat	In Material zum Bedrucken von dunklen wollenen Textilien und zum Färben dunkler Wolle (blau, schwarz), in Imprägnierungs- und Beizmitteln für Textilien und Pelze sowie in gegerbtem Leder, in imprägniertem Holz, in der Lackindustrie (z. B. Farben für Glas, Porzellan und Kunststoffe; gelber Lack für Straßenschilder), in Kunststoff-Folien mit Holzcharakter, in der Bauindustrie in Zement und zementhaltigen Produkten, z. B. Fliesenklebern, in Chromsalzlösungen für die Galvanisation (Chrom-Schrauben etc.) und bei verschiedenen Methoden zur Behandlung von Metalloberflächen, im bei Schweißarbeiten entstehenden Rauch, in Labor- und Photochemikalien

Tabelle 5.8: Fortsetzung

Kontaktallergen	Vorkommen
Kolophonium (Konservierungsmittel)	In Papier und Pappe, Pflastern, Klebe- und Isolierbändern, Klebstoffen, Polituren und Wachsen, Kosmetika wie Lidschatten, Maskara, Enthaarungsmitteln, synthetischen Gummierzeugnissen, Bodenbelägen, Lacken, Farben, Glasuren, Hartwachsen für Sportler (z. B. Tänzer), Dichtungsmaterialien, Trocknungsmitteln, Löthilfsmitteln und Brauereipech
Propylenglykol (Salbengrundlage)	In Kosmetika (Cremes, Hautemulsionen, Salben), in Arzneimitteln (zur äußerlichen Anwendung, in Tabletten, Kapseln, Dragees, Tropfen, Säften, Brause-/Trinktabletten, Nasensprays, -tropfen, Ohrentropfen, Gurgellösungen, Injektionslösungen), im industriellen Bereich (Lösungsmittel, Papierbeschichtung, als Kühlmittel, Weichmacher, in Hydraulik- und Bremsflüssigkeiten, Enteisungsmitteln, für die Herstellung von Polyesterharzen und Polyurethanen, als Solmittel in Kühlschmierstoffen)

Wie kann man diese Unterschenkelekzeme therapieren?

Da die Stauungsdermatitis eine Folgeerkrankung der chronischen Veneninsuffizienz ist und keine Hauterkrankung im eigentlichen Sinn darstellt, ist die örtliche Behandlung mit Salben oft nur von zweitrangiger Bedeutung. Sie kann sogar verschlimmernd wirken, indem durch die aufgetragenen Salben eine Überempfindlichkeitsreaktion (Allergie) der Haut hervorgerufen wird. Wichtigste Maßnahmen bei der Stauungsdermatitis sind Kompressionstherapie und aktive Bewegung (Wadenmuskelpumpe). Meist heilt die Stauungsdermatitis darunter schnell ab.
Für das allergische Kontaktekzem ist das oberste Gebot die Allergenmeidung. Zusätzlich können in der akuten Phase kurzfristig kortisonhaltige Cremes und Salben angewandt werden.

Warum kommt es beim »offenen Bein« so häufig zu Entzündungen im Bein?

Ulzera bieten eine ideale Eintrittsstelle für verschiedenste Keime, die zur Besiedlung des Ulkus, aber auch zu Entzündungen im Bereich des Beines (Wundrose) führen können. In dem schlecht durchbluteten Gewebe des Beines mit venösen Abflussstörungen ist die Infektabwehr geschwächt.

Ich habe gehört, »offene Beine« werden häufig von Problemkeimen besiedelt. Was sind das für Keime?

Problemkeime sind Krankheitserreger, die durch eine hohe Resistenz gegen die gängigen Antibiotika gekennzeichnet sind. Dazu gehören vor allem multiresistente Staphylokokken (MRSA), gramnegative Enterobakterien und Pseudomonaden. Sie können durch symptomfreie Bakterienträger übertragen werden.

Was sind MRSA, und wie häufig sind sie?

Die Abkürzung für MRSA steht eigentlich für *methicillinresistenten Staphylococcus aureus*. Staphylokokken gehören zu den natürlicherweise auf der Haut und Nasenschleimhaut gesunder Menschen vorkommenden und nur gelegentlich Krankheiten verursachenden Keimen. Die MRSA stellen eine Untergruppe dar, die im Laufe von mehreren Bakteriengenerationen resistent gegen Methicillin (Antibiotikum der Penicillin-Gruppe) und andere Antibiotika geworden ist. Sie können asymptomatisch (also ohne eine Krankheit hervorzurufen) auf der Haut oder Nasenschleimhaut Gesunder (ca. 25–30 %) gefunden werden, können aber auch schwere, hartnäckige Infektionen verursachen. Davon sind dann insbesondere ältere, sehr kranke, beatmete Patienten oder Personen mit offenen Wunden betroffen. Übertragen werden diese

Keime durch engen Kontakt mit einer mit MRSA besiedelten Person (die selbst nicht unbedingt erkrankt sein muss).
Bei chronischen Wunden, wie dem *Ulcus cruris*, können MRSA in etwa 20 % der Fälle nachgewiesen werden. Therapeutisch ist eine innere Antibiotikatherapie nur dann notwendig, wenn klinische Infektions- und Entzündungszeichen vorliegen. Da die MRSA Resistenzen gegen verschiedene Antibiotika aufweisen, sollte die geplante Antibiotikatherapie immer mit einer Resistenzbestimmung einhergehen, um ein geeignetes Antibiotikum zu finden.

Wie behandelt man eine MRSA-besiedelte chronische Wunde?

Bevor beim Nachweis eines MRSA eine Therapie eingeleitet wird, ist zu überprüfen, ob es sich lediglich um eine Besiedlung oder um eine echte Wundinfektion handelt, die durch Wundschmerz, Rötung, Überwärmung, Schwellung der Wunde und Nässen der Wundumgebung gekennzeichnet ist. Bei der klinisch relevanten MRSA-Infektion chronischer Wunden sollte zum einen eine Reinigung der Wunde mit lokalen Antiseptika und zum anderen eine systemische Antibiotikatherapie durchgeführt werden. Eine lokale Antibiotikatherapie sollte bei chronischen Wunden vermieden werden, da sie die Wundheilung verzögert und sehr häufig Kontaktallergien auslöst.
Bei der Auswahl des systemisch anzuwendenden Antibiotikums sollte man sich an mikrobiologischen Untersuchungen und dem erhobenen Resistogramm orientieren. Das Resistogramm gibt Auskunft darüber, gegenüber welchen Antibiotika die MRSA empfindlich sind. Häufig helfen bei den MRSA-Infektionen nur wenige sog. Reserveantibiotika.
Noch in experimentellen Stadien befinden sich Anwendungen von UV-Bestrahlung, Honig oder Cadexomer-Jod, die zwar in der Lage zu sein scheinen, eine Eradikation der MRSA zu erzielen, aber zum Teil die Wundheilung verlangsamen. Ein neuer Thera-

pieansatz ist auch ein noch in Entwicklung befindlicher Impfstoff gegen MRSA.
Generell darf eine MRSA-Therapie erst dann als erfolgreich abgeschlossen betrachtet werden, wenn mindestens 3 aufeinander folgende bakteriologische Abstriche, die im Abstand von mindestens 24 Stunden entnommen wurden, die MRSA-Beseitigung bestätigen.

Woher kommen diese Problemkeime?

Diese Keime, die schließlich zu Problemkeimen werden können, leben natürlicherweise auf der Haut oder den Schleimhäuten eines jeden Menschen und sind initial nicht krankhaft. Erst durch die Selektion durch oftmals unkritischen Einsatz von Antibiotika verursachen sie insbesondere in einem abwehrgeschwächten Organismus Krankheiten.

Besteht eine Gefahr für meine Umgebung?

Generell sind diese Keime für einen gesunden Organismus nicht gefährlich. Vorsicht ist jedoch in stationären Einrichtungen geboten (Heime, Kliniken). Da kann es, wenn die Hygienestandards nicht eingehalten werden, passieren, dass die Keime durch gesundes Personal von einem Patienten zum anderen getragen werden oder durch verunreinigte Gegenstände übertragen werden. Um dies zu vermeiden, sollten Patienten, in deren Wunden solche Problemkeime nachgewiesen wurden, isoliert (Einzelzimmer) und besondere Hygienevorschriften beachtet werden. Das Personal wie auch Besucher sollten beim Betreten des Zimmers Kittel, Mundschutz und Handschuhe tragen, die gesondert zu entsorgen sind. Alle Gegenstände des betreffenden Zimmers dürfen den Raum nicht verlassen bzw. müssen zuvor gründlich desinfiziert werden. Der Patient selbst ist lokal antiseptisch und bei klinisch relevanten Infektzeichen mit einer Antibiotikatherapie zu behandeln, deren Auswahl sich nach dem Keim richtet.

Woher kommt der üble Geruch beim Ulkus?

Nicht alle Ulzera riechen. Ein sauberes, nicht infiziertes Ulkus riecht in der Regel nicht. Erst durch eine bakterielle Infektion der Wunde kann es zur Geruchsentwicklung kommen, die für die Betroffenen oft unangenehm und peinlich ist. Eine Wundreinigung wirkt ursächlich gegen die Geruchsentwicklung, und moderne Wundauflagen sind zusätzlich in der Lage, den Geruch zu absorbieren. Besonders bewährt haben sich dabei Wundauflagen mit Aktivkohle oder Silber. In der Regel ist auch lange zuvor bestehender Wundgeruch durch eine geeignete Therapie innerhalb weniger Tage zu beseitigen.

Gibt es auch systemische Therapiemöglichkeiten beim »offenen Bein«?

Insbesondere bei arteriell-venös-gemischten Ulzera kommen mit unterschiedlichem Erfolg Pentoxiphyllin und Prostaglandin E1 zur Anwendung. Beide Medikamente kommen systemisch zur Anwendung und verbessern die Durchblutung. Sie verursachen lediglich leichte Nebenwirkungen und stellen eine Ergänzung des therapeutischen Spektrums dar.
Pentoxiphyllin kann als Tablette oder Injektion verabreicht werden. Nebenwirkungen sind selten Herzrhythmusstörungen, Atemnot, Schwellungen, Blutdruckerhöhung, sehr selten Blutungen an Haut und Schleimhäuten, Netzhautablösung und Herzangina. In Einzelfällen wurde auch von Störungen der Blutgerinnung, Blutarmut, Fieber, vermehrtem Schwitzen, Gefühls- und Sehstörungen und schweren Arzneimittelreaktionen der Haut berichtet.
Prostaglandin E1 kann nur als intraarterielle oder intravenöse Therapie verabreicht werden. Bei zu rasch tropfenden Infusionen können Schmerzen, Rötungen und Schwellungen am Arm der Injektion auftreten. Häufig sind auch Kopfschmerzen, Empfindungsstörungen an der erkrankten Extremität, gelegentliche Verwirrtheitszustände und selten auch zerebrale Krampfanfälle

beschrieben worden. Gelegentlich treten gastrointestinale Beschwerden wie Durchfälle, Übelkeit und Erbrechen sowie Temperaturerhöhungen, Fieber, Schweißausbrüche und allergische Reaktionen auf. Häufig kommt es zu Hitzegefühl mit anfallsartigem Rotwerden, sog. Flush-Reaktionen, gelegentlich auch zu Blutdruckabfall, schnellem und unregelmäßigem Herzschlag, zur Ausbildung eines akuten Lungenödems oder einer Herzschwäche. Außerdem sind Laborveränderungen beobachtet worden: Anstieg der Leberwerte, Verminderung der Zahl weißer Blutkörperchen und Blutplättchen.

5.4 Welche Therapiemöglichkeiten gibt es bei der Thrombose? Fragen zur Therapie und Prophylaxe der tiefen Beinvenenthrombose

Sollte eine Thrombose ambulant oder stationär behandelt werden?

Während noch vor einigen Jahren die tiefe Beinvenenthrombose grundsätzlich stationär mit strenger Bettruhe behandelt wurde, geht man heute zunehmend dazu über, die Patienten ambulant bzw. stationär ohne strenge Bettruhe zu behandeln.
Nur noch in wenigen, sehr schwerwiegenden Fällen (z.B. sehr langstreckige Thrombosen, Thrombosen aller Venen eines Beines) ist eine stationäre Aufnahme mit einer intravenösen Lysetherapie (Auflösung des Thrombus im Gefäß), einer Thrombektomie (operative Entfernung des Thrombus aus dem Gefäß) oder einer intravenös durchgeführten Antikoagulantientherapie notwendig. Die Standardtherapie der akuten Thrombose ist die ambulante oder ambulatorische Therapie mit Kompressionsverbänden oder -strümpfen und niedermolekularen Heparinen, die in das Unterhautfettgewebe injiziert werden. Überlappend wird eine Therapie mit oralen Antikoagulantien (Marcumar) begonnen.

Wie lange ist die Kompressionstherapie im Anschluss an die akute Thrombose notwendig?

Die Kompressionstherapie bei einer akuten Venenthrombose sollte mindestens über 6 Monate durchgeführt werden. Liegt der Gefäßverschluss sehr körpernah, kann es sinnvoll sein, die Kompressionstherapie auf 2 Jahre zu verlängern.
In jedem Fall sollte der Patient nach einer tiefen Beinvenenthrombose regelmäßig auf Anzeichen einer fortbestehenden venösen Funktionsstörung kontrolliert werden. Ergibt sich dabei der Nachweis eines venösen Funktionsdefizits mit Ödemneigung, muss die Kompressionstherapie weiter fortgeführt werden, um Spätschäden (postthrombotisches Syndrom) bis hin zum »offenen Bein« zu vermeiden.

Was sind Antikoagulantien?

Antikoagulantien sind Medikamente, die die Blutgerinnung hemmen. Dazu gehören z. B. Heparin und Hydroxycumarine. Sie sollten nicht angewandt werden bei:

- Fallneigung, Epilepsie oder bekannten Aneurysmen der Kopfgefäße
- Blutungsneigung im Bereich des Darmes (z. B. Magen-Geschwüre)
- Nieren- oder Gallensteinen
- Blutungsneigungen im Bereich der Niere
- Beruflich erhöhter Unfallgefährdung (z. B. Metzger, Rennfahrer)
- Erhöhter Unfallgefahr in der Freizeit (z. B. Reiten, Kampfsportarten)
- Schwangerschaft (gilt nur für Hydroxycumarin)

Wegen der erhöhten Blutungsgefahr sollten Gerinnungshemmer nicht kombiniert mit anderen blutverdünnenden Mitteln wie z. B. Acetylsalicylsäure eingesetzt werden. Aber auch ohne weitere Medikamente ist die Blutungsgefahr unter einer Langzeitbehandlung mit Gerinnungshemmern erhöht.

Tabelle 5.9: Anwendung hoch- und niedermolekularer Heparine

	Hochmolekulare Heparine	**Niedermolekulare Heparine**
Wirkeintritt	rasch	langsamer
Wirkdauer	kurz	länger
Applikationshäufigkeit	2–3 x pro Tag	1–2 x pro Tag
Applikationsort	in die Vene, unter die Haut	unter die Haut

Wie wirken Heparine, welche Nebenwirkungen verursachen sie?

Heparine verstärken die Wirkung gerinnungshemmender Blutfaktoren und hemmen Blutfaktoren, die die Blutgerinnung fördern. Sie werden als Flüssigkeit unter die Haut ins Unterhautfettgewebe oder in die Vene gespritzt. Es stehen hoch- und niedermolekulare Heparine zur Verfügung, die sich im Wesentlichen durch ihre pharmakologischen Eigenschaften unterscheiden (Wirkeintritt, Wirkdauer). Aufgrund verschiedener Vorteile werden heute meist niedermolekulare Heparine bevorzugt. Als Nebenwirkungen können allergische Reaktionen, Haarausfall, Osteoporose, Blutungen, verminderte Thrombozytenzahlen auftreten. Zu beachten ist außerdem die zwar therapeutisch gewollte, in einigen Fällen aber durchaus gefährliche verminderte Gerinnbarkeit des Blutes.

Können Heparine nur in der Behandlung der Thrombose eingesetzt werden, oder sind sie auch für die Prophylaxe geeignet?

Die Heparine können sowohl zur Prophylaxe als auch zur Therapie von thrombembolischen Erkrankungen eingesetzt werden. Nach einer Operation, bei längerer Bettlägerigkeit oder bei Ru-

higstellung eines Beines (z. B. Gipsverband) werden in der Regel niedermolekulare Heparine zur Prophylaxe einer Thrombose verabreicht.
Bei Manifestation einer Thrombose kann grundsätzlich sowohl eine hoch dosierte Therapie mit hochmolekularen Heparinen in die Vene oder aber mit niedermolekularen Heparinen unter die Haut erfolgen. Da in der Praxis mehr und mehr dazu übergegangen wird, Patienten mit einer tiefen Beinvenenthrombose ambulant zu versorgen, nimmt die Bedeutung der niedermolekularen Heparine auch in der Therapie der Thrombose immer weiter zu. Die niedermolekularen Heparine stehen als Fertigspritzen zur Verfügung und können leicht vom Patienten selbst oder seinen Angehörigen verabreicht werden. Dagegen ist für eine Hochdosistherapie mit hochmolekularen Heparinen ein stationärer Aufenthalt notwendig. Der Patient muss über einige Tage rund um die Uhr an einen sog. Perfusor angeschlossen werden, der gleichmäßig eine vorgegebene Dosis an Heparin in die Vene verabreicht.

Wie sollte eine subkutane Injektion von Heparin erfolgen?

Für die Heparintherapie stehen Fertigspritzen zur Verfügung, die direkt verwendet werden können und keinerlei Vorbereitung bedürfen.
Die subkutane Injektion kann an der Vorder- und Außenseite des Oberschenkels, in die mittleren äußeren Oberarmregionen und in die Bauchdecke (unter Aussparung der Region, die sich 1 bis 2 cm um den Bauchnabel herum befindet) erfolgen. Bei häufiger Injektion sollte der Injektionsort häufiger gewechselt werden.
Vor der Injektion sollten die Hände gewaschen oder desinfiziert und die vorgesehene Injektionsstelle ebenfalls desinfiziert werden. Die Kappe der Spritzenkanüle wird entfernt. Mit den Fingern der Hand, die nicht die Spritze hält, wird im desinfizierten Bereich eine Hautfalte angehoben. In diese wird im rechten Winkel (bei kurzen Kanülen) mit der Spritze eingestochen und das Medikament lang-

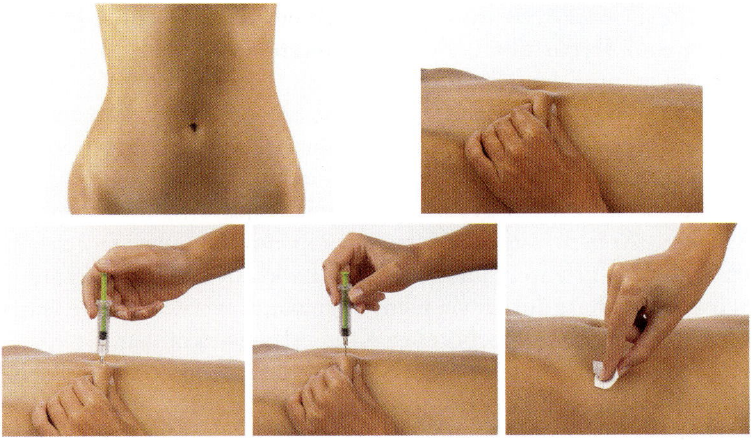

Abbildung 5.21: Subkutane Injektion in den Bauch (Bilder: Sanofi-Synthelabo GmbH).

sam injiziert. Anschließend wird die Spritze ebenso senkrecht nach oben herausgezogen und die Injektionsstelle mit einer Kompresse leicht komprimiert (nicht reiben, nicht drücken). Die Spritze wird anschließend entsprechend den Herstellerangaben der Fertigspritzen entsorgt und die Hände erneut gewaschen oder desinfiziert.

Wie wirken Hydroxycumarine (Marcumar), welche Nebenwirkungen verursachen sie?

Hydroxycumarine (Marcumar) greifen in die Bildung von sog. Gerinnungsfaktoren (Eiweiße, die an der Blutgerinnung beteiligt sind) in der Leber ein, indem sie das für die Bildung notwendige Vitamin K verdrängen. So wird ein künstlicher Vitamin-K-Mangel erzeugt. Das Ansprechen der Therapie wird durch die Bestimmung des Quick/INR-Wertes im Blut kontrolliert. Da die volle gerinnungshemmende Wirkung der Hydroxycumarine erst nach Tagen eintritt, wird eine Therapie mit Marcumar in der Regel überlappend mit einer Therapie mit Heparinen begonnen. Erst

wenn der Quick/INR im therapeutischen Bereich liegt, kann die begleitende Heparintherapie beendet werden.
In der Therapie der Thrombose wird die Therapie mit Marcumar für mindestens 3 Monate angesetzt. Entsprechend dem individuellen Verlauf kann sie über 6–12 Monate oder bei angeborener Thromboseneigung sogar lebenslänglich erforderlich sein.
Nebenwirkungen der Hydroxycumarine sind erhöhte Blutungsneigung, Appetitlosigkeit, Übelkeit, Erbrechen oder Durchfall, Haarausfall, offene Hautstellen und Leberentzündungen. In der Schwangerschaft dürfen sie nicht angewandt werden, da sie Fehlbildungen bei dem ungeborenen Kind erzeugen können.
Patienten, die Marcumar einnehmen, sollte ein Antikoagulanzien-Ausweis (»Marcumar-Pass«) ausgehändigt werden. In ihm können regelmäßig Quick/INR-Werte eingetragen werden. Initial sollten diese Kontrollen in kurzen Abständen (ca. 1/Woche) erfolgen. Wenn die Gerinnungswerte gut eingestellt sind, können die Intervalle verlängert werden.

Was ist eine Thrombektomie?

Die operative Thrombusentfernung ist eine anspruchsvolle Behandlungsmethode, die in die Hände eines erfahrenen (Gefäß-)Chirurgen gehört. Ihre Anwendung ist durch den erfolgreichen, nebenwirkungsarmen und zunehmenden Einsatz der Heparintherapie mittlerweile auf wenige Indikationen beschränkt.

Wann wird eine Thrombektomie durchgeführt?

Heute wird eine Thrombektomie nur noch in wenigen Fällen durchgeführt. Dazu gehören die *Phlegmasia coerulea dolens* (Massenthrombose aller Venen eines Beines), ausgedehnte 4-Etagen-Thrombose des jüngeren Menschen, venöse Thrombose bei gleichzeitiger arterieller Verschlusskrankheit und eine Thrombose in der Schwangerschaft oder unmittelbar nach der Geburt.

Wann sollte keine Thrombektomie durchgeführt werden?

Eine Thrombektomie sollte nicht durchgeführt werden, wenn Bedingungen vorliegen, die die allgemeine Operabilität und Narkosefähigkeit gefährden (z. B. schlechter Allgemeinzustand des Patienten, schwere Herz- oder Lungenerkrankung), oder der Thrombus länger als 6 Tage besteht. Ein älterer Thrombus ist meist bereits mit der Gefäßwand verwachsen.

Wie wird die Thrombektomie durchgeführt?

Zur Thrombektomie wird der Patient während der Operation in die sog. Anti-Trendelenburg-Lage (Kopftieflage) gebracht und mit kontinuierlichem Überdruck beatmet, was das Risiko für das intraoperative Auftreten einer Lungenembolie verhindern soll. Zusätzlich wird die untere Hohlvene mit einem Ballonkatheter abgedichtet. Das durch den Thrombus verschlossene Gefäß wird aufgesucht und der Thrombus aus dem Gefäßlumen herausgeschält. Nach der Entfernung des Thrombus aus dem Gefäß sollte ein Kompressionsverband angelegt werden, der über mehrere Tage zu belassen ist, das Bein hochgelagert werden und aktive sowie passive Bewegungsübungen durchgeführt werden.

Welche Risiken können bei einer Thrombektomie auftreten?

Trotz aller Vorsichtsmaßnahmen ist das Auftreten einer Lungenembolie nicht restlos auszuschließen. Weiterhin bestehen allgemeine Risiken eines chirurgischen Eingriffs (z. B. Infektion, Nachblutung).

Was ist eine Lysetherapie?

Die systemische Lysetherapie mit Streptokinase oder Urokinase gehört zu den heute selten eingesetzten Therapieverfahren der tiefen Beinvenenthrombose. Sie beruht auf der Fähigkeit der Enzyme Streptokinase, Urokinase und rTPA, körpereigene Eiweiße der Gerinnungsauflösung durch Spaltung zu aktivieren. Je frischer das Gerinnsel ist, desto größer ist der Erfolg der Therapie. In Einzelfällen wurden erfolgreiche Versuche mit einer örtlich begrenzten (auf das betroffene Bein begrenzten) Lysetherapie unternommen.

Wann wird eine Lysetherapie durchgeführt?

Eine Lysetherapie kann angewandt werden beim Vorliegen einer frischen tiefen Venenthrombose (v.a. ausgedehnte Oberschenkelthrombose) und einer Lungenembolie. Häufig wird sie angewandt beim Verschluss arterieller Gefäße des Gehirns (Schlaganfall) und des Herzens (Herzinfarkt) sowie beim Verschluss der Zentralgefäße des Auges. In einigen Fällen kommt sie auch bei chronisch arteriellen Verschlusskrankheiten in Betracht. Heute weiß man, dass eine Lysetherapie im Vergleich zur Heparintherapie weder die Häufigkeit von Lungenembolien noch von Spätkomplikationen, dem sog. postthrombotischen Syndrom, senken kann. Demgegenüber ist die Wahrscheinlichkeit von Nebenwirkungen und Komplikationen höher als bei der Heparintherapie. Demzufolge ist eine Lysetherapie heute nur in Spezialfällen indiziert.

Wann sollte auf keinen Fall eine Lysetherapie durchgeführt werden?

Auf eine Lysetherapie sollte man verzichten, wenn zuvor Eingriffe oder Manipulationen am Patienten durchgeführt wurden, die bei einer Lysetherapie zu starken Blutungen führen könnten (z.B. Injektionen in die Muskulatur, Operationen, Reanimationsmaßnahmen, Arterienpunktionen). Außerdem ist eine Lyse gefährlich bei vorhandenen Nierenschäden, *Aneurysma dissecans*, Sepsis, diabetischen Folgeschädigungen am Auge (diabetische Retinopathie), Glaskörperblutungen, einer Mitralklappenerkrankung, einer Thrombopenie. Eine abnorm verlängerte Thromboplastin- oder Blutungszeit sowie das 1. Drittel der Schwangerschaft sind Kontraindikationen für eine Lysetherapie.

Wie wird die Lysetherapie durchgeführt?

Bei der Lysetherapie im Rahmen einer venösen Thrombose werden über die Vene Lösungen mit Streptokinase, Urokinase oder rTPA (Plasminogen-Aktivator) verabreicht. Überlappend erfolgt die Gabe von Heparin. Der Therapieerfolg ist mit Hilfe von Duplexuntersuchungen oder Phlebographie zu kontrollieren.

Welche Komplikationen treten bei einer Lysetherapie auf?

Hauptrisiken der Lysetherapie sind unkontrollierte Blutungen. Außerdem können Kopf- und Rückenschmerzen, allergische Reaktionen und vorübergehende Temperaturerhöhungen auftreten. Zudem erfordert die Lysetherapie einen mehrtägigen stationären Aufenthalt, während die nach den vorliegenden Studien in der Mehrzahl der Fälle erfolgreiche Heparintherapie ambulant durchzuführen ist.

Was ist ein Cava-Schirm, und wann wird er eingesetzt?

Bei dem Cava-Schirm handelt es sich um einen kleinen Kunststoffschirm, der bei wiederholt auftretenden Lungenembolien in die untere Hohlvene eingesetzt wird. Er soll verhindern, dass ein

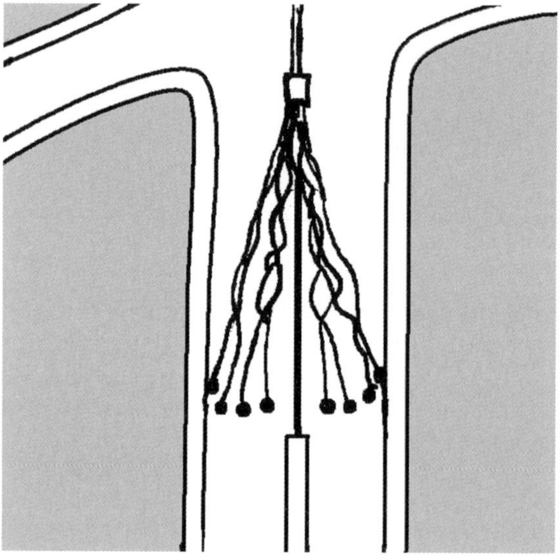

Abbildung 5.22: Der Cava-Schirm wird im Gefäß aufgespannt. Er krallt sich in der Venenwand fest und verhindert so die Entstehung einer Lungenembolie bei wiederholt auftretenden Beinvenenthrombosen.

weiteres Gerinnsel, dass sich von einer Beinvenenthrombose abgelöst hat, mit dem Blutstrom in die Lunge verschleppt wird und dort eine Lungenembolie verursacht. Dieser Eingriff wird allerdings nur noch selten durchgeführt.

Wie kommt der Cava-Schirm an seinen Platz?

Als Zugangsweg wählt man die Vene der rechten Halsseite oder der Leiste. Diese wird punktiert und ein Katheter eingeführt, an dessen Ende der zusammengefaltete Cava-Schirm sitzt. Ist die gewünschte Position unterhalb der einmündenden Nierenvenen erreicht, wird der Schirm freigesetzt. Er »krallt« sich an der Venenwand fest. Der Katheter wird herausgezogen, die Punktionsstelle mit einem Verband versorgt.

Welche Komplikationen können beim Einsetzen eines Cava-Schirmes auftreten?

Es kann beim Einsetzen eines Cava-Schirms zu allergischen Reaktionen auf das verabreichte Kontrastmittel kommen. Außerdem kann es bei der Punktion der Hals- oder Leistenvene, durch die der Cava-Schirm eingeführt wird, zu Verletzungen der benachbart liegenden Arterie kommen. Besteht eine verminderte Gerinnungsfähigkeit des Blutes, können ausgedehnte Blutungen im Halsbereich auftreten, die eine Transfusion von Blutkonserven oder sogar einen operativen Verschluss erfordern. Extrem selten kann hieraus auch ein Schlaganfall mit bleibenden Lähmungen resultieren.
Sehr selten sind Gefäßverschlüsse im Bereich der Punktionsstelle (0,5 %) oder eine bleibende Verbindung zwischen Arterie und Beinvene, eine arterio-venöse Fistel. In der Zeit nach dem Eingriff begünstigt das Fremdmaterial des Cava-Schirmes die Entstehung von Blutgerinnseln im Gefäßsystem, die ihrerseits zu Embolien führen können. Eine Fehlplatzierung des Schirmchens oberhalb der Nierenvenen kann unter ungünstigen Umständen zu einem Verschluss der Nierenvenen führen mit Verlust der Nierenfunktion und Dialysepflichtigkeit. Auch ein anfänglich korrekt platziertes Schirmchen kann »verrutschen« und so bis in den rechten Herzvorhof vordringen, wo es gegebenenfalls operativ entfernt werden muss. Darüber hinaus ist eine problemlose Entfernung des Schirmchens häufig nicht mehr möglich, wenn dieses seine Funktion erfüllt und ein Gerinnsel gefangen hat. Unter Umständen muss dieses dann operativ entfernt werden.

Darf ich mit einer tiefen Beinvenenthrombose Sport treiben?

Grundsätzlich gilt, dass bei einer tiefen Beinvenenthrombose alle größeren körperlichen Anstrengungen zu vermeiden sind. Auf jeden Fall ist die Sauna für Patienten mit tiefer Venenthrombose tabu. Dosierte körperliche Bewegung wirkt sich jedoch förderlich auf den Heilungsverlauf aus. Durch die Bewegung wird ein Stillstand der Blutsäule in den Venen und damit ein Wachsen des Blutgerinnsels im Gefäß verhindert (Antistase). Die Schmerzen bei einer Thrombose lassen bei Patienten, die sich dosiert bewegen, in der Regel schneller nach als bei solchen, die strenge Bettruhe einhalten.

5.5 Welche Medikamente können bei Venenleiden hilfreich sein? Fragen zur medikamentösen Therapie von Venenleiden

Gibt es Medikamente, die bei Venenleiden förderlich sein können?

Die chronische Veneninsuffizienz mit Erweiterung der Venen, Schwellungsneigung, Blutabflussstörungen und Gefahr der Thrombose ist Indikation für verschiedene Venenmitteln. Sie sollen die erweiterten Venen wieder verengen (venentonisierende Mittel), den Flüssigkeitsaustritt in das Gewebe mit Ödemen verhindern (Ödemprotektiva), die Ödeme ausschwemmen (Diuretika), oberflächlich Venen verschließen (Sklerosierungsmittel) oder Thrombenbildung und Thrombenwachstum durch gerinnungshemmende Effekte verhindern (Antikoagulantien). Außerdem sollen vorhandene Thromben aufgelöst werden (Fibrinolytika).

Wann nimmt man welche Medikamente?

Antikoagulantien (gerinnungshemmende Arzneimittel) und Fibrinolytika (gerinnselauflösende Arzneimittel) haben ihren Platz in der Therapie und Prophylaxe der Venenthrombose (→ Venenthrombose). Diuretika (Wassertabletten) können zur Ausschwemmung vorhandener Ödeme dienen. Sklerosierungsmittel kommen in der Therapie von Krampfadern zum Einsatz (→ Sklerosierungs- bzw. Verödungstherapie). Venentonisierende und ödemprotektive Medikamente können zur Linderung der Symptome des Krampfaderleidens angewandt werden.

Wann kommen Diuretika in der Therapie von Venenleiden zur Anwendung?

Diuretika, auch Wassertabletten genannt, sind harntreibende Mittel, die zur Ausschwemmung überschüssiger Körperflüssigkeit dienen. Sie können in einigen Fällen bei einem Venenleiden helfen, die Ödeme der Beine zu verringern. Normalerweise werden Diuretika bei Herzschwäche, Bluthochdruck oder Leber- und Nierenerkrankungen eingesetzt. Auch bei einer chronischen Venenerkrankung können Diuretika kurzzeitig eingesetzt werden. Vor- und Nachteile der Therapie müssen aber im Einzelfall genau überprüft werden. Das Problem der chronischen Venenerkrankung besteht ja nicht darin, dass zu viel Wasser im Körper ist und es dadurch zu Ödemen kommt, sondern dass das vorhandene Körperwasser nur unzureichend aus den Beinen befördert werden kann. Mit einer Diuretikatherapie würde man die Gesamtmenge des Körperwassers reduzieren und einen relativen Flüssigkeitsmangel erzeugen. Dieser wiederum führt zu einer »Verdickung« des Blutes, verschlechtert den venösen Rückstrom zusätzlich und erhöht die Gefahr einer Thrombose.

Wie wirken Diuretika?

Man unterscheidet im Wesentlichen 3 Gruppen der Diuretika. Es gibt sog. Schleifendiuretika, Thiazide und Kaliumsparer.
Die *Schleifendiuretika* (z.B. Furosemid) sind die am stärksten wirksamen Diuretika. Ihr Name leitet sich von ihrem Wirkort, einem bestimmten Teil der Niere, der Henle-Schleife, ab. Dort be-

wirken sie einen vermehrten Übertritt von Elektrolyten und Flüssigkeit aus dem Blut in den Harn.
Die *Thiazide* (z. B. Hydrochlorothiazid) gehören zu den mittelstark wirksamen Diuretika. Sie bewirken ebenfalls in der Niere, im sog. frühdistalen Tubulus, eine verminderte Rückresorption von Elektrolyten und Flüssigkeit aus dem Primärharn ins Blut und führen so zu einer vermehrten Flüssigkeits- und Elektrolytausscheidung.
Die *Kaliumsparer* sind die schwächste Gruppe der Diuretika, man unterscheidet Aldosteronantagonisten (z. B. Spironolacton) und Nicht-Aldosteronantagonisten (z. B. Triamtaren).
Die Aldosteronantagonisten wirken als Gegenspieler des in der Nebennierenrinde gebildeten Hormons Aldosteron und verhindern dessen Wirkung. Aldosteron würde normalerweise im distalen Tubulus der Niere die Wiederaufnahme von Elektrolyten und Flüssigkeit ins Blut erhöhen. Durch die Wirkung der Aldosteronantagonisten wird diese Wiederaufnahme verhindert und der Elektrolyt- und Flüssigkeitsgehalt des Urins erhöht.
Die Nicht-Aldosteronantagonisten wirken ebenfalls im distalen Tubulus bzw. im Sammelrohr der Niere. Sie blockieren dort Elektrolytkanäle und führen so zu einer Erhöhung des Elektrolyt- und Flüssigkeitsanteils im Urin.

Kann ich mit den sog. »Venenmitteln« die Ausbildung von Krampfadern verhindern?

Weder die Entwicklung von Krampfadern kann verhindert werden, noch ist es mit Hilfe dieser Mittel möglich, Krampfadern zur Rückbildung zu bringen. Die Bedeutung der sog. Venenmittel liegt in der Linderung von Beschwerden und in der Unterstützung weiterer Behandlungsmaßnahmen. Diese Medikamente stärken die Innenwand der Vene, machen die Venen weniger durchlässig für den Austritt von Flüssigkeit und Eiweiß in das Gewebe, fördern teilweise den Abtransport von Gewebeflüssigkeit und vermindern die Intensität von Entzündungsprozessen an der Venenwand und in der Venenumgebung. Dadurch kann das Schwere- und Spannungsgefühl, das durch Schwellungen verursacht wird, vermindert werden. Bei höhergradigen Venenleiden (bis zum Venengeschwür) können die Medikamente zur Unterstützung der erforderlichen Kompressionstherapie dienen und den Heilungsverlauf fördern.

Können diese Venenmedikamente andere Therapiemaßnahmen ersetzen?

Zwar sind die positiven Effekte dieser Venenmedikamente in sehr guten klinischen Studien nachgewiesen worden, doch sollten diese Venenmedikamente nicht dauerhaft Ersatz für andere therapeutische Maßnahmen (z. B. Kompressionstherapie, Sklerosierung, Operation) sein. Sie sind zum einen als Unterstützung anderer Therapieverfahren geeignet, zum anderen aber besonders dann hilfreich, wenn aus verschiedensten Gründen keine Kompressionstherapie angewandt werden kann oder es bis zur Einleitung weiterer therapeutischer Maßnahmen (z. B. Operation, Sklerosierung) noch dauert.

Welche angebotenen Wirkstoffe kommen für die Therapie des Krampfaderleidens in Frage?

Das auf dem deutschen Markt angebotene Segment der Medikamente, die gegen die Symptome des Krampfaderleidens helfen sollen, ist groß. Medikamente, deren Wirksamkeit in klinischen Studien nachgewiesen wurde, sind in der folgenden Tabelle aufgelistet. Wir haben uns hierbei um eine möglichst vollständige Auflistung bemüht, können aber keine Vollständigkeitsgarantie gewährleisten. Daneben gibt es noch eine Vielzahl anderer Medikamente, die auf dem Markt als Venenmittel erhältlich sind, zu denen es aber unseres Wissens nach keine wissenschaftlichen Studien gibt.

Tabelle 5.10: Venenmittel mit Einzelwirkstoffen, deren Wirksamkeit in medizinischen Studien belegt wurde

Wirkstoff	Produktbeispiele
Quercetin & Isoquercetin aus ***rotem Weinlaub***	Antistax® Venenkapseln/-Tropfen
Aescin aus ***Rosskastaniensamen***	Aescorin® forte, Aescusan® 20/retard 50, Aescuven® forte, Heweven Phyto, Hoevenol®, Noricaven® retard, Essaven®, Noricaven® novo, Plissamur®, Privar® Rosskaven, Sanaven®, SE Rosskastanie, Vasoforte® N, Venalot® novo retard, Venen-Dragees, Venen-Tabletten STADA® retard, Venentabs retard-ratiopharm®, Venen-Tropfen N, Veno-biomo® retard, Venodura® retard, Veogal® retard, Venoplant retard S, Venosin retard®, Venopyronum® retard, Venostasin® retard/S, Opino® biomo MR
Ruscin & Rutosid aus ***Mäusedornwurzel***	Cyclo3 Fort®, Fagorutin® Ruscus Kapseln, Phlebodril®mono, Venelbin® ruscus FT, Venobiase® mono, Rutinion®50/-FT100
Diosmin aus den ***Schalen von Zitrusfrüchten***	Daflon®, Tovene® 300,
Oxerutin aus den ***Blüten des japanischen Schnurbaumes***	Venoruton® Intense/-Retard/-Tropfen/-Active Brausetabletten
Troxerutin aus ***Buchweizenkraut***	Fagorutin® Buchweizen Tabletten/-Tee, Psorutin®, Troxerutin-ratiopharm®, Troxovene®, Vastribil, Veno SL® 300, Venotrulan® Trox
Flavonoide, Saponine, Cumarin aus ***Steinkleekraut***	Meli-Rephastasan®-Tee/Flüssigkeit

Gibt es diese Wirkstoffe nur einzeln oder auch als Kombinationspräparate?

Es sind auch eine Reihe von Kombinationspräparaten erhältlich, bei denen sich die Eigenschaften der Wirkstoffe ergänzen (s. Tabelle 5.12):

Tabelle 5.12: Venenmittel mit Wirkstoffkombinationen, bei denen zumindest für eine Einzelkomponente, zum Teil auch für die Kombination der Wirkstoffe, die Wirksamkeit in medizinischen Studien belegt werden konnte

Wirkstoffe	**Produktbeispiele**
Cumarine + Troxerutin	Venalot®Depot
Cumarine + Rutosid	Venalot® N Injektionslösung
Aescin + Troxerutin	Intradermi® Venentropfen
Aescin + Steinkleekraut	Salus® Venen Kräuter-Dragees NT
Aescin + Rutosid	Sklerovenol® N, Cycloven® forte N

Welche Studien gibt es zu den sog. Venenmitteln?

In den bisher durchgeführten Studien wurde die Wirksamkeit der häufig bei der chronischen Veneninsuffizienz eingesetzten Arzneimittel (z. B. Rosskastanienextrakt, Mäusedornwurzel, rotes Weinlaub, Cumarin/Troxerutin, Oxerutin) im Vergleich zu Placebopräparaten über 2–3 Monate untersucht.
Dabei wussten weder der Arzt, der den klinischen Befund beurteilte, noch der Patient, wer das Medikament und wer das Placebo eingenommen hat. Der Therapieerfolg wurde anhand unterschiedlicher Kriterien wie Knöchelumfang, Unterschenkelumfang, Unterschenkelvolumen und subjektivem Empfinden des Patienten beurteilt. Insgesamt zeigten die Patienten, die das echte Medikament eingenommen hatten, eine eindeutig stärkere Reduktion des Knöchel- und Unterschenkelumfanges bzw. des Beinvolumens im Vergleich zur Placebogruppe und eine Linderung der subjektiven Beschwerden.

Eine Studie untersuchte außerdem die Wirksamkeit von Rosskastanienextrakt im Vergleich zu Kompressionsstrümpfen. Dabei zeigte sich bezüglich der Ödemreduktion ein etwa gleichwertiger Effekt von Kompressionsstrümpfen und Venenmitteln nach einer langfristigen Einnahme über 12 Wochen. Allerdings hat die Kompressionstherapie über die Ödemreduktion hinaus weitere vorteilhafte Effekte auf die Normalisierung des Blutflusses in den Beinvenen, so dass ihr nach derzeitigem Untersuchungsstand unbedingte Priorität gegenüber den Venenmitteln einzuräumen ist, falls keine vollständige Normalisierung der Venensituation durch invasive Maßnahmen möglich ist.

Wann ist der Einsatz dieser Venenmittel indiziert?

Die aufgeführten Venenmittel sollten insbesondere eingesetzt werden bei anhaltenden Beschwerden trotz bestehender weiterer Therapiemaßnahmen wie Bewegungsübungen und kalte Güsse, bei Kontraindikationen für eine Kompressionstherapie (z. B. schwere arterielle Durchblutungsstörung) oder zur Überbrückung vor einer Operation oder Sklerosierungstherapie.

Wie erklärt man sich den Wirkmechanismus dieser Substanzen?

Die Wirksamkeit dieser Medikamente setzt im Bereich der Mikrozirkulation an, das heißt, bei den winzigen Blutgefäßen, die vom arteriellen in das venöse System überleiten. Diese kleinen Äderchen sind besonders empfindlich für alle Störungen des venösen Abflusses. Die Medikamente dichten hier die Wände der Blutgefäße ab, indem sie Enzyme hemmen, die Einweiße der Kapillarwand abbauen, die Gefäßwanddurchlässigkeit vermindern und entzündliche Prozesse unterdrücken, indem sie in die Synthese der entsprechenden Botenstoffe eingreifen.

Welche Eigenschaften haben Quercetin und Isoquercetin?

Quercetin und Isoquercetin sind die wichtigsten Wirkstoffe im Extrakt des roten Weinlaubes. Sie schützen die Gefäßwände und dichten sie ab. Zusätzlich fördern sie die Durchblutung und die Stoffwechselaktivität im Gewebe und wirken antiödematös und antientzündlich.

Wie wirkt Aescin?

Aescin ist der wichtigste Wirkstoff im Rosskastaniensamen. In Studien konnten für Aescin antientzündliche, durchblutungsfördernde und die Gefäßwand schützende Eigenschaften nachgewiesen werden. Zudem dichtet Aescin die Gefäße ab und wirkt dem Austritt von Flüssigkeit ins Gewebe entgegen. Zusätzlich wird das Makrophagen-System (Zellen, die Zelltrümmer aus den Geweben abräumen können) aktiviert.
Als Nebenwirkungen sind in Einzelfällen Juckreiz, Übelkeit und Magen-Darm-Beschwerden aufgetreten.

Was für eine Pflanze ist die Rosskastanie?

Die Rosskastanie *(Aesculus hippocastanum)* gehört zur Gruppe der sommergrünen Bäume mit handförmig gefingerten Blättern. Sie ist in Europa, Westasien, im Süden Nordamerikas und in Japan beheimatet. Die Rosskastanie wird bis zu 30 m hoch. Sie blüht im Mai bis Juni mit weißen, rötlich oder gelb gesprenkelten Rispen. Im Spätsommer bis Herbst trägt sie kugelig-stachelige Früchte von 5–7 cm Durchmesser. Die darin enthaltenen Samen (Kastanien) sind glänzend rot-braun.

Welche Eigenschaften haben Ruscin und Rusoid?

Ruscin und Rusoid sind in der Wurzel des Mäusedorns enthalten. Sie steigern den Venentonus, den Lymphabfluss und die Urinausscheidung. Außerdem wirken sie antientzündlich und kapillarabdichtend.
In den durchgeführten Studien sind als Nebenwirkung lediglich Wadenkrämpfe aufgetreten.

Wie wirkt Diosmin?

Diosmin bzw. verwandte chemische Substanzen können aus der Schale von Zitrusfrüchten gewonnen oder synthetisch hergestellt werden. Es erhöht in Abhängigkeit von der Dosierung den Venentonus, wirkt antientzündlich und antiödematös. Zusätzlich fördert es den Lymphabfluss und wirkt als Radikalfänger.
An Nebenwirkungen sind in Einzelfällen gastrointestinale Beschwerden, Juckreiz und allergische Reaktionen mit Nesselsucht, Hautrötungen, Gesichtsschwellungen, Schwindel, Kopfschmerzen und Herzklopfen beschrieben worden.

Welche Eigenschaften hat Oxerutin?

Eine Vorstufe des Oxerutins wird aus dem Extrakt des japanischen Schnurbaumes gewonnen. Zur besseren Aufnahme über den Magen-Darm-Trakt wird das Molekül durch spezielle Modifikationen noch verändert. Oxerutin wirkt antiödematös. Es ist im Allgemeinen gut verträglich. In Einzelfällen sind allergische Hautreaktionen, leichte Magen- und Darmstörungen und Kopfschmerzen aufgetreten.

Was für eine Pflanze ist der japanische Schnurbaum?

Der japanische Schnurbaum *(Sophora japonica)* gehört zur Familie der Schmetterlingsblütengewächse. Seine Heimat ist nicht Japan, wie sein Name vermuten lassen würde, sondern China und Korea. Dort wurde und wird er vor allem als Tempelbaum und als heiliger Baum an Begräbnisstätten verehrt. Er kann ein beträchtliches Alter erreichen. Im 18. Jahrhundert kamen die ersten Samen nach Europa.
Der japanische Schnurbaum wird bis zu 30 m hoch. Im Hochsommer (August–September) zeigen Exemplare, die mindestens 30 Jahre alt sind, reichlich cremefarbene Schmetterlingsblüten.

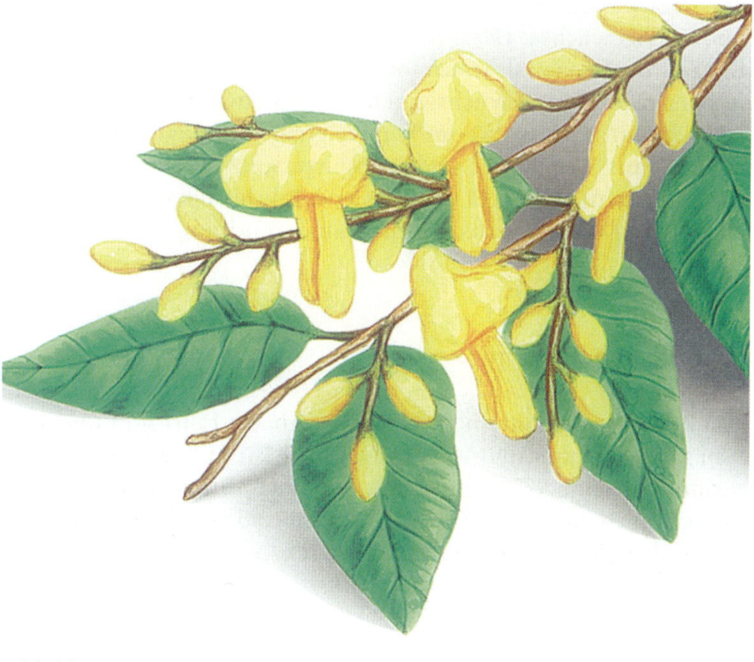

Abbildung 5.23: Die Blüten des japanischen Schnurbaums sind zahlreich.

Wie wirkt Troxerutin?

Troxerutin ist im Extrakt von Buchweizenkraut enthalten, kann aber auch synthetisch hergestellt werden. Es schützt vor der Bildung von Ödemen, indem es die Kapillaren »abdichtet« und einen Flüssigkeitsübertritt verhindert.
Während die Präparate insgesamt gut verträglich sind, wurden in Einzelfällen allergische Reaktionen und Hautrötungen bei starker Sonneneinstrahlung als Nebenwirkung beobachtet.

Was ist das Buchweizenkraut?

Der Buchweizen *(Fagopyrum esculentum)* gehört zur Familie der Knöterichgewächse. Er ist ein ca. 60 cm hohes Kraut, das sowohl als Kulturpflanze als auch verwildert vorkommt. Er ist anspruchslos und raschwüchsig, jedoch frostempfindlich. Der Stängel steht aufrecht, hat kaum Verzweigungen und läuft am oberen Ende rot aus. Die Blätter sind zugespitzt, spitz-herzförmig und sitzen an langen Stielen. In der Zeit von Juli bis Oktober blüht der Buchweizen weiß bis rosa. Seine Samen und jungen Blüten sind giftig.

Wie wirkt Cumarin?

Das in den Venenmitteln enthaltene Cumarin führt im Gegensatz zum Hydroxycumarin (Marcumar) **nicht** zur Hemmung der Blutgerinnung. Seine Wirkung beruht auf einer Verminderung des Eiweißgehaltes in einweißreichen Ödemen und einer Hemmung der Entzündungsreaktion. Damit können die Cumarine sowohl in der Therapie der chronischen Veneninsuffizienz als auch beim Lymphödem eingesetzt werden.
Neben gelegentlichen Magen-Darm-Beschwerden können als Nebenwirkungen eine Erhöhung der Leberenzyme, aber auch eine Leberentzündung auftreten.

Heilen »offene Beine« schneller unter Venenmitteln?

Zwar unterstützen die Venenmittel den Zustand der Venen, doch ist bislang nicht bewiesen, dass sie ein »offenes Bein« zur Abheilung bringen können.

Können Venenmittel auch in der Schwangerschaft zur Unterstützung der Venenfunktion eingenommen werden?

Für die gängigen Venenmittel aus Rosskastanienextrakt, roter Weinlaub, Mäusedornwurzel und Steinkleekraut stellen die Schwangerschaft und Stillzeit keine Kontraindikation dar, so dass sie durchaus zur Unterstützung der Venenfunktion eingenommen werden können.

Können diese Venenmedikamente verordnet werden?

Venenmittel sind derzeit zu Lasten des solidarischen Krankenversicherungssystems verordnungsfähig. Allerdings dürfen sie nur verordnet werden, wenn zuvor allgemeine nicht-medikamentöse Maßnahmen (z.B. Änderung der Lebensführung, körperliches Training, kalte Güsse) nicht zu einer ausreichenden Besserung geführt haben.
Die Gesetzeslage befindet sich allerdings aktuell im Umbruch. Bisher gibt es lediglich eine sog. »Negativliste«, in der alle nicht-verordnungsfähigen, unwirtschaftlichen Arzneimittel aufgelistet sind. In dieser Liste sind Venenmittel **nicht** enthalten, so dass sie die Verordnung **nicht** ausschließt. Die seit einigen Jahren in den politischen Gremien diskutierte »Positivliste« soll alle Medikamente enthalten, welche noch zu Lasten der Krankenkassen verordnet werden dürfen. Diese Liste wird möglicherweise kurzfristig in Kraft treten. Über den definitiven Inhalt lassen sich derzeit keine verbindlichen Aussagen machen (→ Anhang gesetzliche Grundlagen).

Welchen Effekt haben Salben, Gele und Sprays, für die im Zusammenhang mit Venenleiden geworben wird?

Zusätzlich zu den innerlich anwendbaren Medikamenten werden eine Vielzahl von Salben und Gelen angeboten, die Heparin, Heparinoide, Stoffe gegen Schwellungen und andere Stoffe wie Entzündungshemmer und kortisonhaltige Inhaltsstoffe enthalten und die der Lokalbehandlung oberflächlicher Krampfadern und der Vorbeugung von Thrombosen und *Ulcera crurum* dienen sollen. Bisher ist jedoch kein eindeutiger Wirkungsnachweis erbracht worden. Von Patienten wird der kühlende Effekt als angenehm empfunden.
Die Anwendung von solchen Salben, Gels und Sprays ist jedoch mit Vorsicht zu sehen, da insbesondere auf der durch die Durchblutungsstörung geschädigten und empfindlich gewordenen Haut leicht Allergien gegen diese äußerlich angewandten Produkte entstehen können.

5.6 Welche Möglichkeiten bieten Naturheilverfahren und Homöopathie? Fragen zu homöopathischen und naturheilkundlichen Therapiemöglichkeiten bei Venenleiden

Homöopathie bei Venenleiden?

Die Homöopathie ist eine spezifische Reiztherapie mit dem Ziel, die selbstregulatorische Aktivität des Körpers zu stimulieren. Bei venösen Erkrankungen lassen sich einige Möglichkeiten für die Homöopathie diskutieren. Ein eindeutiger Wirkungsnachweis für diese Therapieformen liegt uns jedoch noch nicht vor.

Ich habe von Quarkwickeln für die Venen gehört. Wann kann ich diese einsetzen?

Bei beginnender oberflächlicher Venenentzündung (Thrombophlebitis) sind Quarkumschläge kühlend und entzündungshemmend. Man streicht kalten Magerquark auf ein Baumwoll- oder Leinentuch, umwickelt damit das Bein und bedeckt das Ganze mit einem Frotteetuch. Der Wickel kann dranbleiben, bis der Quark von der Haut bröckelt.

Ich habe gehört, dass Umschläge mit Honig in der Ulkusbehandlung helfen sollen. Stimmt das?

In der naturheilkundlichen Behandlung des Ulkus werden Umschläge und Verbände mit Weizenkeimöl, Honig, Quark, Heilerde, Traubenzucker und Wein zur Wundsäuberung und Granulationsförderung, insbesondere bei «Salbenmüdigkeit« angewendet. Seit mehr als 3000 Jahren wird Honig in der Wundheilung mit mehr oder weniger Erfolg eingesetzt. Bereits im Jahre 1759 beschrieb ein englischer Arzt die Wirkung von Honig in der Wundversorgung. Im Jahre 1989 untersuchte ein holländischer Arzt in umfangreichen Studien und Tests die Problematik des Einsatzes von Honig in Wunden. Dabei zeigte sich, dass Honig neben vielen Vorteilen auch Probleme wie Schmerzen und Reizungen durch Kontamination und Zusammensetzung verursacht, so dass man heute bei dieser Therapieform eher zurückhaltend ist.

Stimmt es, dass Blutegel in der Therapie von Venenkrankheiten eingesetzt werden können?

Der Blutegel *(Hirudo medicinalis officinalis)* wird schon seit Jahrtausenden zu therapeutischen Zwecken verwendet, stellt jedoch kein klinisches Standardverfahren von Venenkrankheiten dar. Die heute in der Therapie eingesetzten Blutegel stammen aus Zucht-

anstalten. Sie sind in der Regel immer frisch und mit einem Gesundheitszeugnis versehen. Der Blutverlust durch das Saugen des Tieres und die verlängerte Nachblutung entsprechen einem sehr sanften und langsamen Aderlass mit Abnahme der Blutkörperchen, des Bluteiweißes und lokaler Entstauung. Der Blutverlust wird durch Flüssigkeit ersetzt, wodurch es zu einer Blutverdünnung und damit zu einer Verbesserung der Fließeigenschaft des Blutes besonders in den Endstrombahnen kommt.
Hauptindikationen für eine Blutegeltherapie sind venöse Erkrankungen wie akute Thrombophlebitis, variköses Syndrom, postthrombotisches Syndrom, Wundheilungsstörungen und das venös bedingte *Ulcus cruris*. Genaue Einsatzgebiete sowie die Art und Häufigkeit des Ansetzens von Blutegeln ist für Venenkrankheiten jedoch kaum erforscht.
Blutegel dürfen nur einmal verwendet werden und müssen danach entsorgt werden. Bei Tieren, die aus Zuchtanstalten geliefert werden, besteht kein Risiko einer Infektionsübertragung auf den Menschen.

6 *Prophylaxe von Venenleiden*

Welche Möglichkeiten gibt es, einem Venenleiden vorzubeugen?
Fragen zur Prophylaxe von Venenkrankheiten

Was kann ich in meiner Lebensführung beachten, um das Risiko von Venenleiden zu senken?

Es kommt den Venen zugute,

- das Gewicht zu kontrollieren.
- sich viel zu bewegen und die Wadenmuskelpumpe zu aktivieren.
- die Beine öfter mal hochzulegen, um die Venen zu entlasten.
- langes Stehen und Sitzen zu meiden.
- auf längeren Reisen Pausen zu machen, um sich zu bewegen.
- Sonnenbäder und heiße Wannenbäder nur in Maßen (begünstigen Varizenentstehung) zu genießen.
- die Beine kaltem Wasser (Wassertreten, kalte Güsse, kaltes Abduschen) auszusetzen.
- evtl. Kompressionsstrümpfe zu tragen (falls sie nicht ohnehin verordnet sind).

Ich habe gehört, das Gewicht hat einen Einfluss auf die Venenfunktion. Stimmt das?

Ein Zusammenhang zwischen Übergewicht und Venenbeschwerden wird immer wieder beschrieben, ohne dass genaue Daten dazu vorliegen. Möglicherweise arbeitet die Wadenmuskelpumpe durch die allgemein verminderte Beweglichkeit weniger effektiv, so dass das venöse Blut schlechter abgepumpt wird. Zu empfehlen ist daher, ein normales Gewicht anzustreben und durch körperliches Training die Wadenmuskulatur zu stärken.

Welchen Einfluss hat die Pille auf die Entstehung von Venenleiden?

Über den Einfluss der Pille auf die Entstehung von Venenleiden wird seit Jahren diskutiert. Es ist bekannt, dass sowohl die Pille allein als auch die Kombination von Pille und Nikotinkonsum das Thromboserisiko erhöhen. Ob es auch einen Zusammenhang zwischen der Einnahme der Pille und der Entstehung von Krampfadern gibt, ist jedoch noch unklar. Kommt es unter der Einnahme der Pille zum sprunghaften Auftreten neuer Krampfadern, wird gelegentlich empfohlen, eine andere Pille zu probieren oder auf eine andere Verhütungsmethode auszuweichen.

Was kann ich am Arbeitsplatz für meine Venen tun?

Hochhackige Schuhe sollten, auch wenn sie gut aussehen, bei schweren Venenleiden gemieden werden, da die Wadenmuskelpumpe bei hohen Absätzen nicht so effektiv arbeiten kann. Wer trotzdem nicht darauf verzichten will, sollte für den Weg zur Arbeit bequeme Schuhe wählen und Pumps für den eleganten Auftritt im Büro parat halten.
Personen, die tagsüber viel stehen müssen, können die Beine mit kühlenden Cremes und Sprays stärken und eventuell Kompres-

sionsstrümpfe tragen, falls diese nicht ohnehin vom Arzt verordnet wurden. Wer viel sitzt, sollte zwischendurch kleine Gymnastikübungen durchführen (Füße kreisen lassen, Fußspitzen wechselseitig anheben) und sich ab und zu bewegen. Falls sich die Gelegenheit ergibt, sollten die Füße gelegentlich 10 Minuten hochgelagert werden. Statt den Fahrstuhl zu nehmen, ist das Treppensteigen zu bevorzugen.

Gibt es Übungen, die ich als Venenpatient machen kann, um meine Venenfunktion zu fördern?

Um Venenbeschwerden vorzubeugen oder bestehende Beschwerden zu lindern, ist Venengymnastik bestens geeignet. Die Venengymnastik dient der gezielten Kräftigung der Beinmuskulatur und der Muskelpumpe und fördert so den aktiven Blutrücktransport aus den Beinvenen zum Herzen. Der Patient braucht für die Venengymnastik keine Geräte und kann sie eigentlich überall durchführen. Es gibt Übungen im Liegen, im Sitzen und im Stehen.

Übungen im Liegen:
Legen Sie sich flach hin, und lagern Sie die Beine auf einem Kissen oder einer Rolle hoch.

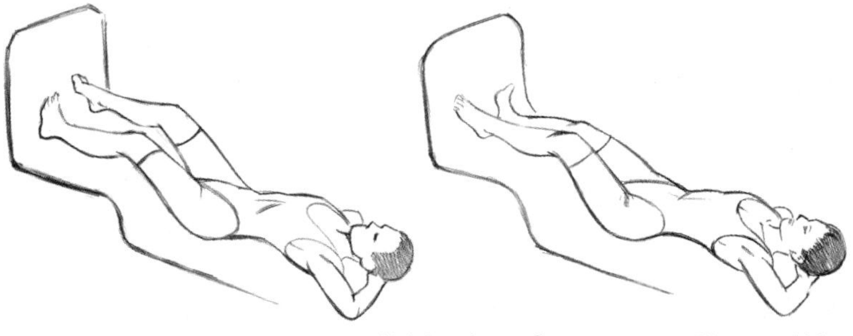

Abbildung 6.1: Ziehen Sie parallel beide Fußspitzen zum Körper (10x wiederholen). Wiederholen Sie die Übung, indem Sie die Fußspitzen abwechselnd zum Körper anziehen (10x wiederholen).

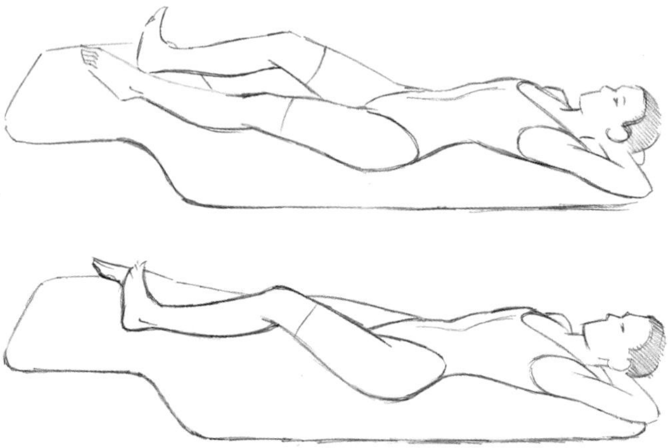

Abbildung 6.2: Lassen Sie zunächst das rechte Knie leicht gebeugt, und ziehen Sie die Fußspitze an (Anspannung der Wadenmuskulatur), auf der linken Seite strecken Sie gleichzeitig das Bein, so weit Sie können (Anspannung Oberschenkel- und Gesäßmuskulatur). Wiederholen Sie diese Anspannungsphasen im Seitenwechsel je 10x.

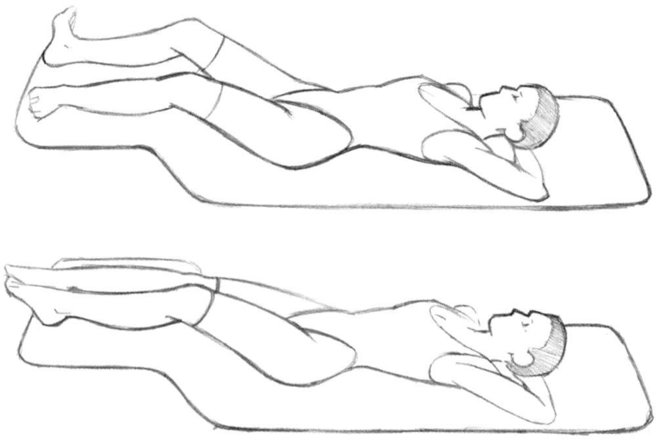

Abbildung 6.3: Drehen Sie die Füße auf dem Kissen liegend im Gelenk nach innen und außen (10x wiederholen).

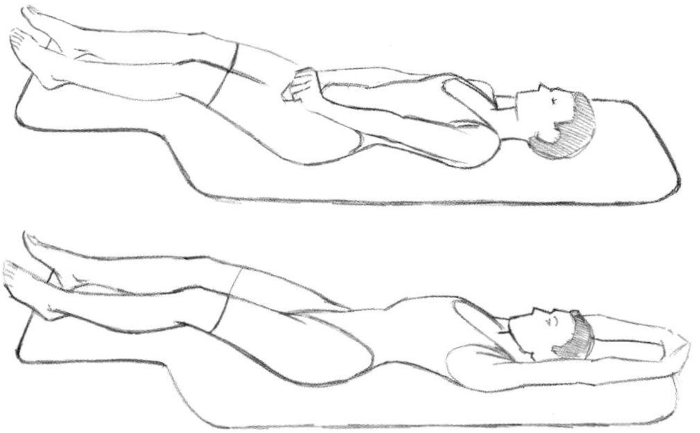

Abbildung 6.4: Führen Sie die gestreckten Arme in hohem Bogen nach hinten, und legen Sie sie neben den Kopf. Dabei drücken Sie die Schultern Richtung Unterlage und vermeiden so ein Hohlkreuz. Verharren Sie einige Sekunden in der Dehnung. Anschließend lösen Sie die Hände, und führen Sie die Arme locker nach vorne in die Ausgangshaltung (10x wiederholen).

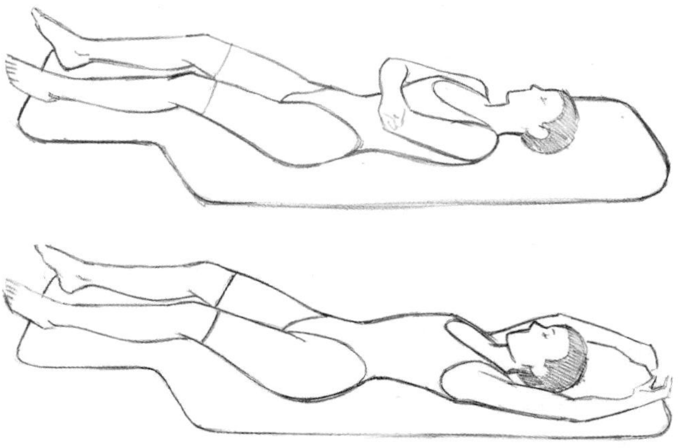

Abbildung 6.5: Nun verschränken Sie die Arme auf dem Bauch, und atmen Sie kräftig aus. Bei der Einatmung führen Sie die Arme locker nach hinten, bei der Ausatmung wieder nach vorne (10x wiederholen).

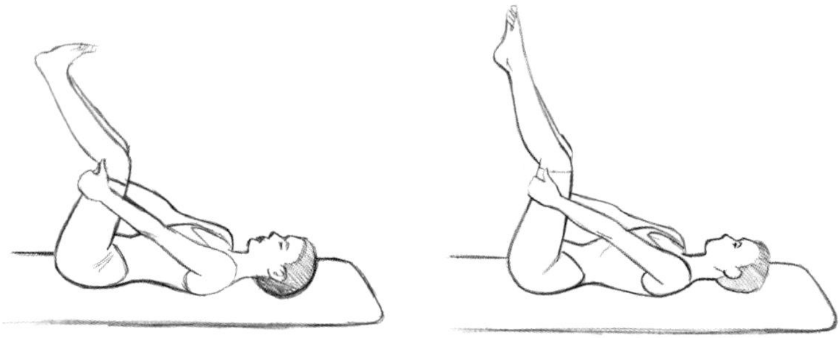

Abbildung 6.6: Heben Sie die Beine senkrecht in die Höhe, und ziehen Sie die Fußspitzen parallel zum Körper an (10x wiederholen).

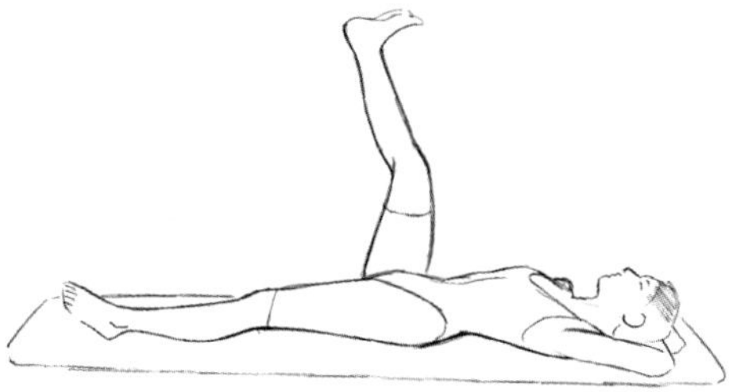

Abbildung 6.7: Lassen Sie weiterhin ein Bein senkrecht in der Luft, und kreisen Sie mit dem Fuß einmal rechts und einmal links herum im Fußgelenk (10x wiederholen). Anschließend wiederholen Sie die Übung mit dem anderen Bein.

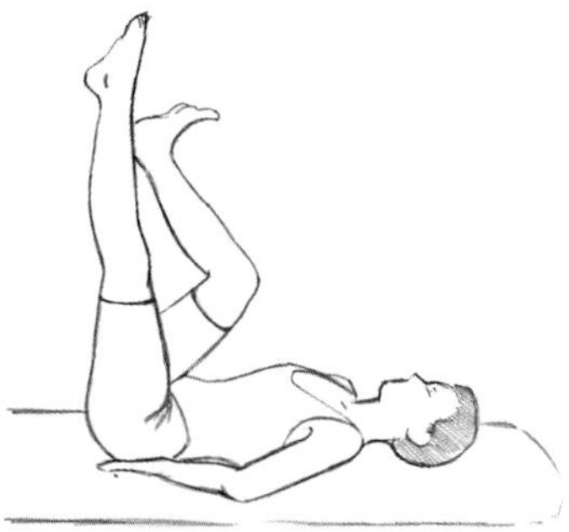

Abbildung 6.8: Halten Sie beide Beine senkrecht in der Luft, und trampeln Sie etwa 30 Sekunden in der Luft wie beim Fahrradfahren. Machen Sie eine kurze Pause, und wiederholen Sie die Übung.

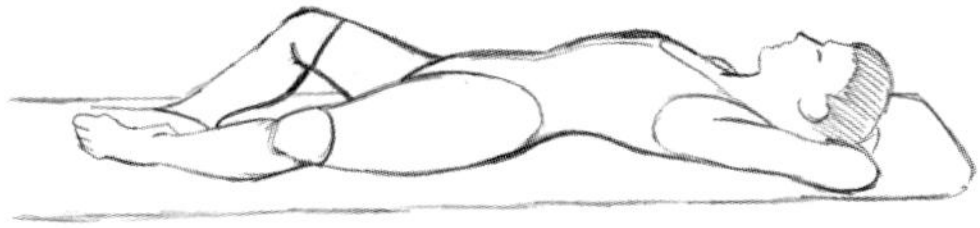

Abbildung 6.9: Stellen Sie die Beine zunächst so auf, dass sich die Fußinnenränder berühren. Lassen Sie nun langsam die Knie nach außen absinken, und halten Sie sie eine Weile in der Dehnstellung (10x wiederholen).

Übungen im Sitzen:
Setzen Sie sich gerade, mit nach vorne gekippten Becken auf einen Hocker oder einen Stuhl, und lassen Sie die Arme locker an der Seite hängen, oder legen Sie sie locker auf die Oberschenkel auf.

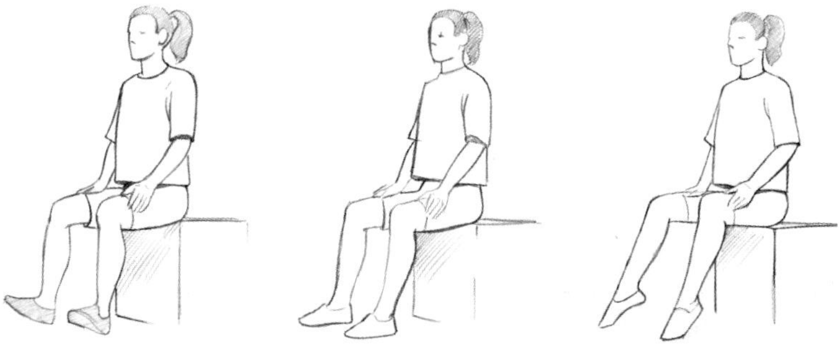

Abbildung 6.10: Wippen Sie mit den Füßen, indem Sie zwischen Beugen und Strecken im Fußgelenk wechseln (10x wiederholen).

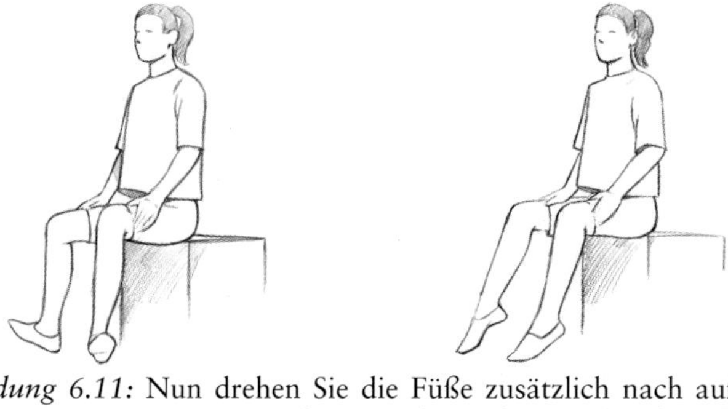

Abbildung 6.11: Nun drehen Sie die Füße zusätzlich nach außen bzw. nach innen. Beim Fersenstand zeigen die Fußspitzen nach außen, beim Spitzenstand nach innen (10x wiederholen).

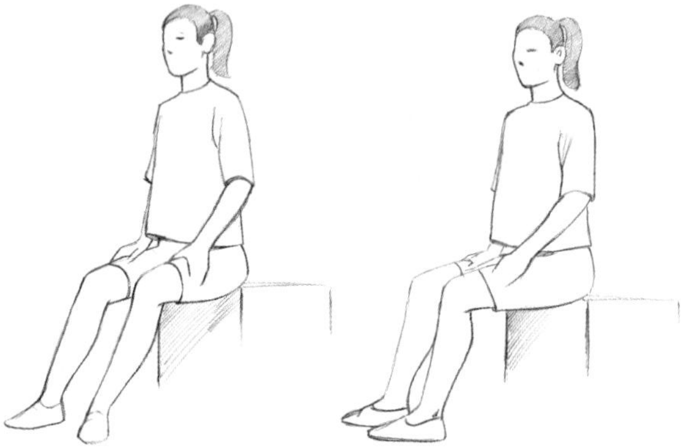

Abbildung 6.12: Stellen Sie die Füße parallel fest auf den Boden. Heben Sie gleichzeitig beide Fußspitzen an, und setzen Sie sie nach rechts ab. Danach heben Sie die Fersen an, und setzen Sie sie ebenfalls nach rechts. Wiederholen Sie beide Bewegungsabläufe in die entgegengesetzte Richtung, um die Ausgangsposition zu erreichen, und machen Sie dann das Entsprechende für die linke Seite (10x wiederholen).

Übungen im Stehen:
Gehen Sie mit geschlossenen Beinen 20x in den Zehenstand, und senken Sie die Fersen langsam wieder ab.

Wie kann ich die Beweglichkeit im oberen Sprunggelenk verbessern und meine Wadenmuskelpumpe effizienter machen?

Stellen Sie sich mit den Zehen auf ein dickes Buch, und strecken Sie sich nach oben. Berühren Sie mit den Fersen 20x langsam den Boden. Alternativ können Sie den Vorfuß auf eine Treppenstufe stellen, sich am Treppengeländer gut festhalten und die Fersen anheben und absenken.
Außerdem können Sie sich mit den Armen nach vorne schräg an eine Wand anlehnen, ein Bein leicht angewinkelt locker auf den Boden stellen und das andere nach hinten strecken, so dass Sie

eine Dehnung im Bereich der Achillessehne und Wade spüren. In dieser Dehnstellung verharren Sie einige Sekunden, dann wiederholen Sie die Übung mit dem anderen Bein.

Das »Economy-Class-Syndrom« ist in aller Munde. Was kann man dagegen tun?

Insgesamt ist zu sagen, dass sich langes Sitzen mit angewinkelten Beinen, wie es auf Langstreckenflügen oder längeren Bus-, Zug- oder Autofahrten der Fall ist, ungünstig auf die Venen auswirkt. Der Blutfluss wird dadurch stark verlangsamt, und es können sich Blutgerinnsel bilden. Im Flugzeug begünstigen zusätzlich die trockene Luft, der beengte Sitzraum und die mangelnde Bewegung eine Thromboseentstehung.

Besonders gefährdet, eine Thrombose und gegebenenfalls auch eine Lungenembolie zu entwickeln, sind Patienten, bei denen bereits ein Venenleiden besteht. Außerdem hat man herausgefunden, dass insbesondere eine Flugzeit von mehr als 8 Stunden, ein Alter von über 60 Jahren und genetische Faktoren das Risiko steigen lassen.

Um die Gefahr einer Thrombose zu senken, sollte man auf dem Flug reichlich Nichtalkoholisches trinken, die Beine nicht übereinander schlagen, bequeme nicht einschnürende Kleidung tragen und versuchen, den Blutfluss durch Übungen im Sitzen in Schwung zu bringen.

Für gesunde Reisende reicht das meistens aus. Anders ist es bei bestehendem erhöhtem Thromboserisiko z. B. nach einer Thrombose oder Lungenembolie in der eigenen Krankengeschichte oder bei nahen Verwandten, bei starkem Übergewicht, Schwangerschaft, Östrogeneinnahme oder Venenleiden. Auch Tumore und erst vor kurzem stattgefundene Operationen oder Beinbrüche erhöhen das Thromboserisiko. Dann sollte vor einer langen Reise in Absprache mit dem Arzt vorsorglich einmalig niedermolekulares Heparin gespritzt werden (→ Leben mit Venenleiden) und, falls nicht ohnehin verordnet, zusätzlich Kompressionsstrümpfe getragen werden.

Was sind Reisestrümpfe?

Reisestrümpfe dürfen nicht mit Kompressionsstrümpfen verwechselt werden. Sie dienen der Prophylaxe von Thrombosen bei längeren Flug-, Bus-, Zug- und Autoreisen. Sie sind speziell für die Reise konzipiert und üben einen genau dosierten und definierten Druck auf das Gewebe des Unterschenkels aus, der aber unter dem medizinischer Kompressionsstrümpfe liegt. Der Druck nimmt vom Fuß aufwärts bis zum Knie gleichmäßig ab. Durch den dosierten Druck verringert sich der Durchmesser der Venen, dies bewirkt eine schnellere Fließgeschwindigkeit des Blutes in Richtung Herz. Es kann nicht mehr so leicht gerinnen. Reisestrümpfe wirken dann optimal, wenn sie entsprechend dem Fesselumfang angemessen werden.

Welche Übungen empfehlen sich für die Bord-Gymnastik?

Die Bord-Gymnastik entspricht im Wesentlichen der auch prophylaktisch anwendbaren Venengymnastik im Sitzen.
Übung 1:
Stellen Sie die Füße auf die Fersen, drehen Sie den vorderen Teil der Füße leicht ein, und ziehen Sie sie nach innen hoch. Danach wiederholen Sie die Übung in gegenläufiger Richtung.
Übung 2:
Setzen Sie sich gerade hin, und stellen Sie die Füße zuerst auf die äußerste Zehenspitze, dann auf die Ferse – so als ob Sie laufen würden.
Übung 3:
Stellen Sie ein Bein auf den Boden, und heben Sie das andere an. Umfassen Sie das gesamte Fußgelenk. Strecken Sie das Bein etwas, und streichen Sie mit leichtem Druck vom Gelenk hoch zum Oberschenkel.
Übung 4:
Halten Sie sich mit der rechten Hand gut fest, und winkeln Sie das linke Bein nach hinten an. Ziehen Sie den Fußspann langsam in

Richtung Gesäß. Halten Sie diese Position mindestens 10 Sekunden lang, und wiederholen Sie anschließend die gleiche Übung mit dem anderen Bein.

Kann ich einer Thrombose auch vorbeugen, indem ich ASS einnehme? Das wirkt doch auch gerinnungshemmend.

Die blutgerinnungshemmende Eigenschaft des ASS (Acetylsalicylsäure, z. B. in Aspirin®) wirkt vor allem in den Arterien und eignet sich daher nicht zur Prophylaxe einer Thrombose in den Venen.

Welche Sportarten sind geeignet, um den Venen Gutes zu tun?

Eigentlich alle rhythmischen Sportarten mit sich gleichförmig wiederholenden Bewegungsabläufen sind gut für die Venen. Vor allem Wandern, Walking, Radfahren, Skilanglauf, Inline-Skating, Aquajogging, Schwimmen, Tanzen, Golf spielen, Fitness an Ausdauergeräten (z. B. Stepper, Crosstrainer, Fahrradergometer) oder gezielte Venengymnastik sind empfehlenswert. Sportarten, bei denen abrupte Bremsmanöver auftreten können (z. B. Badminton, Tennis, Handball, Squash), sollten individuell auf ihre Verträglichkeit geprüft und ggf. gemieden werden, wenn sich im Anschluss an derartige Belastungen Venenbeschwerden verschlechtern. Gleiches gilt für Sportarten mit erhöhter Bauchpresse (z. B. Gewichtheben).

Ich habe gehört, Saunagänge seien schlecht für die Venen. Ist das wirklich so?

Über den Zusammenhang zwischen Saunagängen und der Entstehung eines Venenleidens herrscht Uneinigkeit. Bisher gibt es keine klinischen Studien, die einen negativen Effekt von Saunagängen auf ein gesundes Venensystem nachweisen konnten. Allerdings ist vorstellbar, dass die große Wärme der Sauna die Venen weit stellt. Durch den anschließenden kalten Guss ziehen sich die Venen normalerweise wieder zusammen. Für den Alltag heißt das: Nehmen die Venenbeschwerden wie Schwellung und Schweregefühl durch Saunagänge wiederholt zu, sollte man diese meiden. Andernfalls ist gegen Saunieren aus Sicht der Venen nichts Eindeutiges einzuwenden.

Macht es Sinn, Kompressionsstrümpfe prophylaktisch zu tragen?

Das prophylaktische Tragen von Kompressionstrümpfen kann die Ausbildung eines Venenleidens bei bestehender Disposition oder langem täglichen Stehen verlangsamen oder in seiner Ausprägung lindern, wird aber wahrscheinlich eine Ausbildung nicht komplett verhindern können.

Was bieten die Stützstrümpfe?

Stützstrümpfe haben im Gegensatz zu Kompressionsstrümpfen einen wesentlich geringeren Anpressdruck und können allenfalls prophylaktisch eingesetzt werden. Da sie nicht wie Kompressionsstrümpfe angemessen werden, ist ihr Sitz oft weniger gut. Ein bestehendes Venenleiden kann durch sie sicher nicht zufrieden stellend therapiert werden. Auch als Reisestrumpf sind Stützstrümpfe nicht ausreichend. Ihr Anpressdruck ist zu niedrig, um auf langen Reisen eine Thrombose zu verhindern (→ Therapie, Kompressionstherapie; Prophylaxe, Reisestrümpfe).

Ich bin Raucher. Wie wirkt sich das Nikotin auf meine Gefäße aus?

Nikotin gehört zu den stärksten Gefäßkrampfgiften. Rauchen ist ein wesentlicher Risikofaktor für die Entwicklung von Arterienverschlüssen, die zu Gehstörungen und im schlimmsten Fall auch zum Absterben des Beines bis hin zur Amputation führen können. Die Kombination aus Rauchen und der Einnahme der Pille steigert zusätzlich das Risiko, eine Thrombose zu bekommen.
Inhaliert erreicht das Nikotin innerhalb von nur 7 Sekunden das Zentralnervensystem und die Gehirnflüssigkeit (im Vergleich zu 14 Sekunden eingespritzt in eine Vene). Es führt so zu: Blutdrucksteigerung, Herzschlagbeschleunigung, Überaktivität der Nebennierenrinde (einer Hormondrüse), Engstellung der Blutgefäße und Steigerung der Magensäureproduktion, koronarer Herzkrankheit und schließlich zum Herzinfarkt.
Nikotin wirkt in zwei Phasen. In geringer Dosis wirkt es stimulierend, in höherer Dosis wirkt es beruhigend.
Das heißt, ein Raucher, der unter Stress steht und sich entspannen will, wird große Mengen tief inhalieren, um in den Genuss der beruhigenden Wirkung des Nikotins zu kommen.
Ein Raucher, der seine Leistung steigern möchte, nimmt nur flache Züge und verabreicht sich damit niedrige Dosen mit stimulierendem Effekt.
Sämtliche vorliegenden Untersuchungen haben gezeigt, dass Zigarettenraucher mindestens doppelt so häufig wie Nichtraucher einen Herzinfarkt oder plötzlichen Herztod erleiden.
Das Risiko steigt mit der Anzahl der gerauchten Zigaretten und wird durch das gleichzeitige Vorliegen weiterer Risikofaktoren, z. B. erhöhtem Cholesterinspiegel oder Hochdruck, verstärkt.

Kann ich als Raucher etwas für meine Venen tun?

Rauchen ist nicht nur für die Venen, sondern letztlich für den gesamten Organismus schädlich. Das Beste wäre, mit dem Rauchen

aufzuhören oder den täglichen Konsum zumindest drastisch zu reduzieren.
Britische Forscher haben herausgefunden, dass Raucher die besonders gefährdete Gefäßinnenwand (Endothel) vor Schädigungen etwas schützen können, indem sie regelmäßig Folsäure einnehmen.

Ich habe gehört, es gibt pflanzliche Medikamente, mit denen man einem Venenleiden vorbeugen kann. Stimmt das?

Es gibt eine Vielzahl von Medikamenten mit aus Pflanzen(-bestandteilen) gewonnenen Wirkstoffen, die in der Therapie und Prophylaxe von Venenleiden Anwendung finden (→ Medikamentöse Therapie von Venenleiden). Viele von ihnen haben in klinischen Studien eine gute gefäßabdichtende, tonuserhöhende und z. T. auch antientzündliche Wirksamkeit bei einem nur geringen Spektrum an Nebenwirkungen gezeigt. Sie sind dadurch in der Lage, Schwellungen und Schweregefühl der Beine zu verringern bzw. zu verhindern und sind sinnvoll zur Prophylaxe und Therapie von Juckreiz am Unterschenkel und Wadenkrämpfen.
Allerdings können diese Medikamente weder ein Venenleiden heilen noch die Ausbildung von Krampfadern und anderen Venenleiden komplett verhindern.

7 *Venenleiden in der Schwangerschaft und im Wochenbett*

Welche Bedeutung haben Venenleiden in der Schwangerschaft und im Wochenbett? Fragen zu Venenleiden in der Schwangerschaft und im Wochenbett

Welche Faktoren begünstigen die Entstehung von Venenleiden in der Schwangerschaft?

Während der Schwangerschaft gibt es eine Vielzahl von Faktoren, die in ihrem Zusammenspiel die Entstehung eines Venenleidens begünstigen können. Zum einen lockern die erhöhten Spiegel an Progesteron (Geschlechtshormon) das Gewebe auf. Zusätzlich belastet das vermehrte Blutvolumen die Venen. Der venöse Rückstrom zum Herzen ist insbesondere in der fortgeschrittenen Schwangerschaft durch das Volumen der Gebärmutter vermindert. Die Blutplättchen (Thrombozyten) neigen bei geringeren Anlässen als normal zur Verklumpung, da das Gerinnungssystem während der Schwangerschaft in erhöhter Bereitschaft ist.
Sehr häufig bilden sich schon Krampfadern (Varizen), wenn die Schwangere noch nicht im fortgeschrittenen Schwangerschaftsstadium ist. Das spricht dafür, dass hauptsächlich hormonelle Umstellungen für die Venenprobleme verantwortlich sind und nicht die größer werdende Gebärmutter, die die Beckenvenen abdrückt.

Erhöht sich das Risiko, ein Venenleiden zu entwickeln, mit der Anzahl der Schwangerschaften?

Schwangere, die ihr erstes Kind erwarten, sind meist nicht so stark von der Entstehung von Krampfadern betroffen, wie Frauen, die bereits mehrere Schwangerschaften hatten. Wer vorbelastet ist, kann jedoch auch schon in der ersten Schwangerschaft Besenreiser oder größere Krampfadern bekommen, die sich nach der Entbindung aber oft zurückbilden.

Bilden sich die in der Schwangerschaft entstandenen Krampfadern nach der Schwangerschaft wieder zurück?

In der Regel bilden sich oberflächliche Krampfadern, die während der Schwangerschaft entstanden sind, nach dem Ende der Schwangerschaft wieder zurück. Mit zunehmender Zahl der Schwangerschaften steigt jedoch das Risiko, dass die Veränderungen bleiben. Bestehen Besenreiser oder Krampfadern auch nach dem Ende der Schwangerschaft und kommen vielleicht noch Beschwerden wie Schwellungen, Schweregefühl der Beine, Wadenkrämpfe o. ä. hinzu, sollte eine Therapie erfolgen (→ Therapie, Krampfadern).

Was kann ich tun, um das Risiko eines Venenleidens in der Schwangerschaft zu reduzieren?

Insbesondere wenn eine familiäre Vorbelastung für ein Venenleiden besteht oder bereits frühe Venenveränderungen (z. B. kurzstreckige Refluxe) vorliegen, sollten vorbeugende Maßnahmen ergriffen werden.

Besonders wichtig ist intensive Bewegung (Gehen, Radfahren, Schwimmen), mit der die Muskelpumpe in Schwung gebracht wird. Zusätzlich kann der venöse Rücktransport durch das Hoch-

lagern der Beine (mehrmals täglich und nachts beim Schlafen) unterstützt werden. Dazu stellt man, falls möglich, das Fußende des Bettes um 10 bis 15 cm höher oder legt ein Kissen unter das Fußende der Matratze.
Bei Hitzegefühl und Stauungsbeschwerden hilft kaltes Wasser, das im Sommer auch über die Kompressionsstrumpfhose gegossen werden darf. Pflanzliche Medikamente sind bei Venenbeschwerden sehr beliebt. Gemäß den derzeit zur Verfügung stehenden Daten stellen weder die Schwangerschaft noch die Stillzeit eine Kontraindikation für die gängigen Venenmittel wie Rosskastanienextrakt, rotes Weinlaub, Mäusedornwurzel und Steinkleekraut dar (→ Therapie, medikamentöse Therapie von Venenleiden).

Die pflanzlichen Wirkstoffe der Venenmedikamente gibt es doch auch als Gels oder Cremes. Wie ist ihre Wirksamkeit zu sehen?

Im Wesentlichen wirken diese Gele und Cremes angenehm kühlend. Der Effekt der Inhaltsstoffe ist nach den bisher vorliegenden Studien vermutlich eher als zweitrangig zu sehen.

Gibt es auch Wassereinlagerungen in der Schwangerschaft, die nichts mit einem Venenleiden zu tun haben?

In der Schwangerschaft erhöht sich der Plasmaanteil des Blutes (Blutwasser) um bis zu 35 %. Eine gewisse Neigung zu Wassereinlagerungen (Ödemen) ist deshalb während der Schwangerschaft völlig normal und erklärt einen großen Teil der Gewichtszunahme.
Manchmal sammeln sich aber ausgeprägte Ödeme an. Diese sind zwar störend, aber ungefährlich, solange sich im Urin kein Eiweiß nachweisen lässt und der Blutdruck normal bleibt. Diese »einfa-

chen« Ödeme lassen sich durch einen geringeren Kochsalzverbrauch und eventuell auch das Tragen von Kompressionsstrümpfen der Klasse I, in sehr leichten Fällen auch mit Stützstrümpfen, behandeln. Auf die Anwendung harntreibender Substanzen (Wassertabletten, Diuretika) sollte während der Schwangerschaft verzichtet werden, da sie die Durchblutung des Mutterkuchens (Plazenta) vermindern und damit dem ungeborenen Kind schaden können.

Macht es Sinn, während der Schwangerschaft Kompressionsstrümpfe zu tragen?

Sicher wirkt sich das Tragen von Kompressionsstrümpfen positiv auf den Zustand der Beinvenen aus. Schwere, geschwollene Beine treten seltener auf, doch kann dies bei einer bestehenden Neigung zu Krampfadern die Ausbildung eines Venenleidens nicht immer vollständig verhindern. Es gibt jedoch keine Verpflichtung, als venengesunde Schwangere Kompressionsstrümpfe zu tragen.

Welche Kompressionsklasse ist in der Schwangerschaft die richtige?

Bei leichter Krampfaderbildung oder bei beginnendem Krampfaderleiden während der Schwangerschaft sind Kompressionsstrümpfe der Klasse I zu empfehlen. Nur bei fortgeschrittenem Venenleiden oder stärkeren Venenentzündungen während der Schwangerschaft sind Strümpfe der Klasse II notwendig.

Sollte man während der Schwangerschaft eher Strümpfe oder Strumpfhosen tragen?

Die Strumpflänge ist im Wesentlichen vom individuellen Empfinden der Schwangeren abhängig. Grundsätzlich reichen Wadenkompressionsstrümpfe aus. Nur bei ausgedehnten Krampfadern bis zum Oberschenkel ist eine Kompressionsstrumpfhose zu empfehlen. Gegenüber den Knie- oder Schenkelstrümpfen haben die speziell für Schwangere konzipierten Kompressionsstrumpfhosen mit weitem Leibteil zusätzlich einen stützenden Effekt im Bauchbereich.

Wann sollte eine Varize verödet werden?

Eine Verödungstherapie während der Schwangerschaft ist erst dann notwendig, wenn sich Krampfadern in der Scheide oder am Genitale gebildet haben, die unter der Geburt zu Komplikationen (z. B. Blutung) führen könnten. Ansonsten kann man in Ruhe abwarten, ob sie sich nach der Geburt zurückbilden.

Sind die Verödungsmittel in der Schwangerschaft oder Stillzeit gefährlich?

Grundsätzlich ist eine Verödungsbehandlung in der Schwangerschaft zwar möglich, doch sollte sie, falls möglich, auf die Zeit nach der Schwangerschaft verschoben werden. Die jodhaltigen Verödungsmittel dürfen nur unter strenger Indikationsstellung während des 1. Schwangerschaftsdrittels und nach der 36. Schwangerschaftswoche angewendet werden, stehen aber in Deutschland seit dem 1.7.2003 nicht mehr uneingeschränkt zur Verfügung. In der Stillzeit sind sie kontraindiziert, da sie möglicherweise in die Milch übergehen können und gegebenenfalls eine Schilddrüsenunterfunktion des Säuglings hervorrufen können. Für die polidocanolhaltigen Verödungsmittel liegen noch keine ausreichenden Erfahrungen über die Anwendung beim Menschen in der Schwangerschaft vor.

Kann während der Schwangerschaft eine Lasertherapie der Besenreiser durchgeführt werden?

Eine Lasertherapie von Besenreisern ist während der Schwangerschaft grundsätzlich möglich. Da der Laser nur von außen durch die Haut auf die Gefäße wirkt, ist eine Gefährdung des Kindes eigentlich auszuschließen. Durch die gesteigerte hormonelle Aktivität während der Schwangerschaft, die sich auch auf die Stoffwechselvorgänge in der Haut auswirkt, muss jedoch mit einer erhöhten Rate an Pigmentierungsstörungen nach einer Lasertherapie gerechnet werden. Dies und die Rückbildungstendenz der Besenreiser nach der Schwangerschaft sind Gründe dafür, die Lasertherapie von Besenreisern erst nach der Schwangerschaft durchzuführen.

Stimmt es, dass während der Schwangerschaft häufiger oberflächliche Venenentzündungen vorkommen?

Oberflächliche Entzündungen von Venen (Thrombophlebitis; → akute Venenkrankheiten) kommen während der Schwangerschaft in den weit gestellten Venen (durch hormonelle Einflüsse und vermehrtes Plasmavolumen) vermehrt vor. Solange sie auf die oberflächlichen Venen beschränkt bleiben, sind eine Kompressionsbehandlung und ausreichende Bewegung die Therapie der Wahl. Erst beim Fortschreiten der Entzündung mit Ausdehnung in die tiefen Venen sind weitere Maßnahmen zu ergreifen.

Ich habe gehört, dass in der Schwangerschaft das Thromboserisiko erhöht ist. Stimmt das?

In der Schwangerschaft kommen mehrere Faktoren zusammen, die das Thromboserisiko (tiefe Venenthrombose; → akute Venenkrankheiten) auf das 5–6fache im Vergleich zu Nicht-Schwange-

ren erhöhen. Zum einen ist während der Schwangerschaft das Gerinnungssystem des Blutes als Schutzmechanismus gegenüber Blutungen bei der Geburt in Alarmbereitschaft versetzt. Dadurch gerinnt das Blut schneller als sonst. Zum anderen ist der Blutstrom in den Beinen durch die sich vergrößernde und den Rückfluss behindernde Gebärmutter vermindert. Den werdenden Müttern ist daher zu empfehlen, sich, soweit möglich, viel zu bewegen, viel Nichtalkoholisches zu trinken, die Beine häufiger mal hoch zu lagern (statt zu stehen oder zu sitzen) und ggf. auch Kompressionsstrümpfe zu tragen. Eine generelle medikamentöse Thromboseprophylaxe während der Schwangerschaft ist bei Venengesunden jedoch nicht indiziert.
Das Thromboserisiko kann jedoch zusätzlich erhöht sein durch ein höheres Lebensalter der Schwangeren, bei vorausgegangenen thrombembolischen Ereignissen, Übergewicht, Nikotinmissbrauch und bei einem bestehenden Krampfaderleiden. Je nach dem Schweregrad der Gefährdung kann der Schwangeren dann in Absprache mit ihrem behandelnden Gynäkologen neben den oben genannten Maßnahmen auch eine medikamentöse Thromboseprophylaxe mit Heparinen empfohlen werden. Bisher liegen nur für die hochmolekularen Heparine ausreichende Erfahrungen bei Schwangeren vor. Für die niedermolekularen Heparine liegen bisher keine ausreichenden Erfahrungen über die Anwendung beim Menschen vor. Der Tierversuch erbrachte jedoch keine Hinweise auf embryotoxische oder teratogene (kindsschädigende oder krebserzeugende) Wirkungen. Langfristig ist daher davon auszugehen, dass sich wegen der einfacheren Handhabung (einmalige tägliche Injektion) auch bei Schwangeren niedermolekulare Heparine durchsetzen werden (→ Therapie, Antikoagulation).

Stimmt es, dass nach einem Kaiserschnitt das Thromboserisiko höher ist als nach einer normalen Geburt?

Nach einem Kaiserschnitt ist das Thromboserisiko ohne entsprechende Prophylaxe auf das 4–8fache im Vergleich zur normalen

Geburt erhöht. Der Kaiserschnitt ist ein operativer Eingriff, der das ohnehin schon hochaktive Gerinnungssystem während der Schwangerschaft weiter stimuliert.

Wie behandelt man eine Thrombose in der Schwangerschaft?

Die Therapiegrundlagen in der Schwangerschaft sind dieselben wie bei nicht-schwangeren Personen: Kompressionstherapie und Gerinnungshemmung. Allerdings dürfen bei Schwangeren keine oralen Antikoagulantien (Marcumar) eingesetzt werden, da diese zu Missbildungen des Kindes führen können. Man beschränkt sich daher für die Zeit der Schwangerschaft auf die Gabe von niedermolekularen Heparinen, die gemäß bisherigen Erfahrungen für Mutter und Kind gut verträglich sind und kein besonderes Risiko darstellen.

Gilt das erhöhte Thromboserisiko auch für die Zeit nach der Geburt (im Wochenbett)?

Auch nach der Entbindung, insbesondere nach einem Kaiserschnitt (→ s. o.), gibt es noch keine Entwarnung. Im Wochenbett ist das Gerinnungspotenzial nach einer normalen Geburt noch immer doppelt so hoch wie normal. Die Gefäße sind immer noch weit gestellt. Hohe Prolaktinspiegel (Hormon) und der Flüssigkeitsverlust durch das Stillen erhöhen weiterhin das Risiko für eine tiefe Thrombose. Zusätzlich liegen eventuell Krampfadern vor, die sich während der Schwangerschaft ausgebildet haben. Außerdem ist die Bewegung der Mütter im Wochenbett eingeschränkt und damit der venöse Rückfluss vermindert (Wadenmuskelpumpe fehlt). Daher sollten Schmerzen im Bein einer Wöchnerin immer als ein möglicher Hinweis für das Vorliegen einer Thrombose ernst genommen werden.

8 Leben mit einer Venenerkrankung

Was kann ich im Alltag für meine Venen tun?
Fragen zum Alltag mit einer Venenerkrankung

Gibt es eine oberste Leitregel für Venenpatienten?

Oberstes Gebot für einen Venenpatienten ist die 3-S-3-L-Regel: Lieber liegen und laufen; Sitzen und Stehen ist schlecht! Ist langes Stehen oder Sitzen tagsüber unvermeidlich, sollte man am Abend mindestens eine halbe Stunde spazieren gehen, um die Wadenmuskelpumpe zu aktivieren und das Bein zu entstauen.

Muss ich meine Kompressionsstrümpfe immer tragen?

Wann, wie häufig und wie lange Kompressionsstrümpfe getragen werden müssen, ist nur individuell zu entscheiden. Wenn eine medizinische Notwendigkeit besteht, Kompressionsstrümpfe zu tragen, sollten diese regelmäßig, d. h. täglich während des gesamten Tages, benutzt werden. Nur durch eine regelmäßige verlässlich durchgeführte Kompressionstherapie kann Folgeschäden der chronischen Veneninsuffizienz vorgebeugt und der venöse Abstrom verbessert werden. Die Strümpfe sollten morgens beim Aufstehen an- und abends beim Hinlegen ausgezogen werden. Über Nacht können sie dann nach der Strumpfwäsche getrocknet werden (→ Therapie, Pflege von Kompressionsstrümpfen).

Sollten auch beim Sport Kompressionsstrümpfe getragen werden?

Medizinische Kompressionsstrümpfe, die aufgrund eines Venenleidens verschrieben wurden, sollten auch beim Sport getragen werden. Sie unterstützen die belasteten Venen und gewährleisten durch den mechanischen Druck von außen auf das Venensystem den erforderlichen Blutfluss.
Zusätzlich haben die Kompressionsstrumpfhosen einen Massageeffekt auf die »Problemzonen« wie Po und Oberschenkel, der zur Straffung bei Cellulite führt. Insbesondere weibliche Patienten wird das erfreuen.

Ruft die vermehrte Schweißbildung beim Sport Allergien unter den Strümpfen hervor?

Die modernen Kompressionsstrümpfe sind wie auch die meiste Sportbekleidung aus atmungsaktiven Funktions- und High-Tech-Fasern hergestellt. Normalerweise besteht daher kein erhöhtes Allergierisiko durch das Tragen von Kompressionsstrümpfen beim Sport. Nach dem Sport sollten die verschwitzten Strümpfe jedoch, falls möglich, gegen ein sauberes Paar getauscht und gewaschen werden.

Darf ich mit einer Venenerkrankung noch Stöckelschuhe tragen?

Stöckelschuhe können die Entstehung von Krampfadern (und Rückenbeschwerden) fördern. Hohe Absätze mindern die Bewegung im Sprunggelenk und damit die Aktivität der Beinvenenpumpe. Zusätzlich verkürzt sich durch das dauerhafte Tragen hoher Absätze die Muskulatur der Wade. So wirken sie sich bei Venenkranken (aber auch bei Venengesunden) sicher nicht förderlich aus.

Ich habe gehört, eine Fußbodenheizung sei schädlich für Venenpatienten?

Bei der Fußbodenheizung kommt es, verglichen mit einer herkömmlichen Wandheizung, zur vermehrten Wärmeentwicklung im Bereich der Beine. Es ist vorstellbar, dass diese wiederum die Venen weit stellen und sich damit ungünstig auf das Venenleiden auswirken kann. Einen wissenschaftlichen Beweis für diese These gibt es jedoch bisher nicht. Ist eine Fußbodenheizung im Haushalt vorhanden, ist das Venenleiden sicher kein Grund, diese entfernen zu lassen. Es sollte jedoch bei der Wahl der Temperaturregelung daran gedacht werden, zu hohe Fußbodentemperaturen zu vermeiden.

Welche Sportarten sind für mich als Venenpatient geeignet?

Für Venenkranke gut geeignet sind Sportarten, die die Ausdauer trainieren und einen gleichmäßigen Bewegungsablauf haben (z. B. Joggen, Walken, Tanzen, Schwimmen, Radfahren, Skilanglauf). Ungeeignet sind Sportarten mit abrupten Abbremsmanövern (z. B. Squash, Tennis, Badminton, Handball) oder hoher Kraftentwicklung (z. B. Rudern, Gewichtheben).

Darf ich nach dem Sport in die Sauna gehen?

Allgemein ist zu sagen, dass der Saunagang nach dem Sport durch die Weitstellung der Venen die positiven Auswirkungen des Sports auf die Venen mindern kann. Eine individuelle Entscheidung für oder gegen einen Saunabesuch sollte vom Vorliegen sichtbarer Varizen, Schwellungsneigung und Schweregefühl der Beine abhängig gemacht werden. Wichtig ist in jedem Fall insbesondere für Venenpatienten der anschließende kalte Guss (→ Prophylaxe, Sauna).

Was sollte ich auf Reisen beachten?

Venenpatienten haben auf Reisen mit langen Sitzzeiten (Flug, Zug, Auto, Bus) ein gegenüber Venengesunden erhöhtes Risiko, eine Thrombose zu entwickeln. Wie Venengesunden auch ist Venenpatienten zu empfehlen, auf diesen Reisen viel Nichtalkoholisches zu trinken, Gymnastik am Platz durchzuführen oder sich zu bewegen und bequeme, nicht einschnürende Kleidung zu tragen. Aufgrund ihres höheren Thromboserisikos sollten Venenpatienten zusätzlich Kompressionsstrümpfe tragen und gegebenenfalls prophylaktisch niedermolekulare Heparine spritzen, die die Blutgerinnung für die Dauer der Reise herabsetzen. Die Details zur Heparingabe sind dabei individuell mit dem behandelnden Arzt abzusprechen.

Was kann ich als Venenpatient bei der Wahl des Urlaubzieles beachten?

Grundsätzlich gilt für Venenpatienten, dass heiße Temperaturen die Venen übermäßig erweitern und zu Beinschwellungen führen können. Ideale Urlaubsziele wären damit kühlere Regionen. Falls es aber unbedingt ein Urlaub im sonnigen Süden sein soll, sind die weniger heißen Jahreszeiten (Vor- und Nachsaison) vorzuziehen und ausgiebige Sonnenbäder zu vermeiden. Viel Bewegung und Bäder im Meerwasser wirken sich förderlich aus.

Kann ich auch nachts meinen Venen was Gutes tun?

Der Venenpatient sollte nachts auf stauende Wärme verzichten, damit die Venen ausreichend Gelegenheit haben, sich zusammenzuziehen. Das bedeutet: keine Wärmeflaschen oder Heizkissen an den Füßen!!!
Zusätzlich kann man den nächtlichen venösen Rückstrom fördern, indem man das Fußende durch die evtl. vorhandene Mechanik oder durch ein unter das Fußende der Matratze geschobenes Kopfkissen um 10–15° erhöht.

Ich habe gehört, es gibt spezielle Venenkissen. Was unterscheidet die Venenkissen von einem normalen Kissen?

Die Venenkissen sind anatomisch geformt und erlauben so eine druckfreie Lagerung und optimale Entlastung von Wade und Oberschenkel. Normale Kissen drücken von unten gegen die Wade, während von oben das Gewicht der Beine wirkt. Zusammen wirkt sich das negativ auf die Durchblutung der Beine aus. Der Fersenkeil ist bei vielen Venenkissen individuell einstellbar. Für unterwegs gibt es verschiedene aufblasbare Kissenvarianten.

Was kann ich mit meiner Ernährung für die Venen tun?

Eine gezielte Venendiät gibt es nicht. Allerdings konnten Untersuchungen zeigen, dass Menschen, die sich ballaststoffreicher ernähren, seltener unter Venenerkrankungen leiden. Dickere Menschen hingegen leiden häufiger unter Venenerkrankungen.
Cholesterin konnte bisher nur eine Bedeutung bei der Schädigung arterieller Gefäße nachgewiesen werden (Arteriosklerose). Sicher schadet aber eine cholesterinarme Ernährung auch den Venen nicht. Gemüse, Obst und Vollkornprodukte gehören auf den Speiseplan. Kartoffeln sollten als Pellkartoffeln und nicht als Chips oder Pommes frites auf den Teller kommen. Außerdem sollte viel Nichtalkoholisches getrunken werden.

Gibt es einen Zusammenhang zwischen Alkoholkonsum und Venenleiden?

Beim Alkohol hängt die Schädlichkeit von der Menge ab. Alkohol selbst hat zwar keine direkte schädigende Wirkung auf das Venensystem, doch erweitert der Alkohol das Gefäßsystem und führt zu einer vermehrten Flüssigkeitsausscheidung. Hierdurch dickt das Blut stärker ein, und es können sich leichter Blutgerinnsel bilden. Dieser Effekt ist bei Patienten mit ausgedehnten Krampfadern eher ungünstig.

Darf ich als Venenpatient weiter rauchen?

Verbieten kann man das Rauchen natürlich niemandem, doch ist jedem rauchenden Venenpatienten zu raten, dass er seinen Nikotinkonsum drastisch reduziert bis komplett eliminiert. Das bei Venenleiden oft erhöhte Thromboserisiko ist durch das Rauchen noch weiter erhöht. Zusätzlich wirkt sich das Rauchen negativ auf die Arterien auf. Kommt zu einem bestehenden Beinvenenleiden auch noch eine arterielle Verschlusskrankheit durchs Rauchen, wird die Therapie des Venenleidens massiv erschwert, da Kompressionsstrümpfe und -verbände bei einer fortgeschrittenen arteriellen Verschlusskrankheit nicht eingesetzt werden dürfen (→ akute Venenkrankheiten, Thrombose).

Mein Kind hat bereits Krampfadern. Kann das Auswirkungen auf den Beruf haben? Müssen wir bei der Berufswahl etwas beachten?

Steht die Berufswahl noch nicht fest, sollten junge Menschen mit erheblicher familiärer Vorbelastung oder bereits bestehenden eigenen Krampfadern an ihre Venen denken. Stehende oder sitzende Berufe sind dabei besonders ungünstig. Auch Arbeiten, bei denen man schwer heben muss, können sich ungünstig auswirken. Das Heben schwerer Lasten erhöht den Druck im Bauchraum, vermindert den venösen Rückstrom und belastet so die Venenklappen. Ebenso sollten Venenpatienten nicht unbedingt in großer Hitze, feuchter Wärme oder extremer Kälte arbeiten.
Ist der Traumberuf schon gefunden und handelt es sich um eine vornehmlich sitzende oder stehende Tätigkeit, sollte man versuchen, sich während der Arbeitszeit, wann immer möglich, zu be-

wegen, Treppen zu steigen statt den Fahrstuhl zu nehmen und ab und zu kleine Übungen für die Venen einzulegen. Wenn es sich einrichten lässt, wäre es auch hilfreich, die Beine zeitweise hochzulegen (→ Prophylaxe).

Kann mein Venenleiden zur Beruf- oder Erwerbsunfähigkeit führen?

Für die Frage nach einer Berufs- oder Erwerbsunfähigkeit ist der Grad der Behinderung und der gesundheitlichen Schädigung individuell gegen die auszuübende Tätigkeit abzuwiegen. Die Erfahrung hat bisher gezeigt, dass ein Venenleiden nur sehr selten und in schweren Fällen die Ursache für eine dauernde Berufs- oder Erwerbsunfähigkeit war. Die Entscheidung, ob eine Erwerbs- oder Berufsunfähigkeit vorliegt, ist durch eine fachärztliche Begutachtung zu klären. Dafür ist es hilfreich, eine korrekte Dokumentation des Krankheitsverlaufes zur Hand zu haben. Im Folgenden sind einige Angaben zur MdE (Minderung der Erwerbsfähigkeit) zusammengestellt, die als eine grobe Orientierung dienen können, im Einzelfall aber gesondert geprüft und bewertet werden müssen. Tritt ein Venenleiden als eindeutige Folge eines Arbeitsunfalls auf, ist eine MdE möglich. Für eine akute Thrombose, die in Folge eines Arbeitsunfalls eingetreten ist, wird nach Begutachtung zunächst eine vorübergehende MdE von ca. 30–40 % veranschlagt. Zum Therapieende (nach ca. 6 Monaten) kann nach einer erneuten Begutachtung eine MdE von ca. 10 % bestehen bleiben. Haben sich unter der Therapie spontan Umgehungskreisläufe ausgebildet oder ist es zur Rekanalisation des verschlossenen Gefäßes gekommen, ist das Begutachtungsverfahren vorläufig abgeschlossen.

Wenn sich in der weiteren Folge im Laufe von 1–2 Jahren eine chronische Veneninsuffizienz als postthrombotisches Syndrom entwickelt, kann ein Verschlimmerungsantrag gestellt und eine erneute Begutachtung vorgenommen werden. Bei einem leichten postthrombotischen Syndrom ist die MdE auf ca. 10 %, bei einem schweren postthrombotischen Syndrom auf ca. 20 % festzulegen.

In den folgenden Jahren wird der Patient alle 2–3 Jahre routinemäßig neu begutachtet. Bleibt das Bild unverändert, spricht man von einer stabilen chronischen Veneninsuffizienz, für die eine MdE von ca. 20–30 % angerechnet wird.
Tritt zusätzlich etwa 5–10 Jahre nach dem Unfall ein venöses Ulkus (»offenes Bein«) auf, kann ein erneuter Antrag auf Verschlimmerung gestellt werden, und es kommt zur weiteren Begutachtung. Für das venöse Ulkus wird eine MdE von ca. 40 % angegeben.

Was ist die MdE?

Die MdE ist die Minderung der Erwerbsfähigkeit. Sie bezeichnet die durch einen Arbeitsunfall verursachte Beeinträchtigung der Fähigkeit, sich einen Erwerb zu verschaffen. Sie ist abstrakt nach den Verhältnissen auf dem allgemeinen Arbeitsmarkt zu berechnen. Es kommt also grundsätzlich nicht darauf an, ob und in welcher Höhe der Verletzte tatsächlich einen Ausfall in seinem Einkommen, also eine konkrete Einkommensminderung, hat. Die Rente wird zunächst als vorläufige Rente für die Dauer von 3 Jahren gewährt. Ist anschließend noch ein bleibender Schaden festzustellen, wird die vorläufige Rente in eine Dauerrente umgewandelt. Hierzu ist jedoch eine weitere ärztliche Begutachtung erforderlich, die den Grad der MdE für die Dauerrente neu einschätzt.
Bestand jedoch vor dem Arbeitsunfall schon eine völlige Erwerbsunfähigkeit, so kann eine Minderung der Erwerbsfähigkeit nicht mehr eintreten. Weiterhin kann die MdE nur gewährt werden, wenn der Gesundheitsschaden durch das Unfallereignis erstmalig manifest wird.

Ich leide unter Krampfadern und möchte gerne schwanger werden. Muss ich damit rechnen, dass sich die Krampfadern während der Schwangerschaft verschlimmern?

Besteht bereits ein Venenleiden, muss davon ausgegangen werden, dass sich dieses während einer Schwangerschaft verschlechtert (→ Venenleiden in der Schwangerschaft). Hormonelle Veränderungen und das Gewicht und Volumen der schwangeren Gebärmutter wirken sich negativ auf die Venen aus. Um so wichtiger ist es, dass den Venen zum Ausgleich »Gutes« getan wird. Dazu gehören viel Bewegung, kalte Güsse für die Beine, das Tragen von Kompressionsstrümpfen usw. (→ Prophylaxe). In einigen Fällen kann auch eine medikamentöse Thromboseprophylaxe für die Dauer der Schwangerschaft ratsam sein.

Allerdings ist ein Venenleiden keinesfalls ein Grund, eine Schwangerschaft abzulehnen oder gar einen Schwangerschaftsabbruch vorzunehmen.

Erklärung medizinischer Fachbegriffe

Adventitia: Äußerste Schicht der Gefäßwand bestehend aus Bindegewebe.

Allergie: Erworbene Überempfindlichkeit des Körpers gegen Stoffe, die für den normalen Organismus harmlos sind.

Arterielle Verschlusskrankheit: Durchblutungsstörung des arteriellen Kreislaufs mit Missverhältnis von Sauerstoffzufuhr und -verbrauch. Typisch sind Veränderungen von Pulsqualität, Hauttemperatur und -farbe, Störungen des Stoffwechsels und der Sensibilität sowie Schmerzen. Häufig bei Arteriosklerose.

Arterien: Gefäße des Hochdrucksystems, die vom Herzen in die Organe führen.

Atrophie blanche: Weiße Atrophie = verdünnte, porzellanartig glänzende weißliche Haut im Knöchelbereich, eventuell kleine weißliche Narben.

Autologe Transplantation: Verpflanzung von Gewebe eines Organismus an eine andere Stelle desselben Organismus.

Bewegungsartefakte: Unerwünschte Effekte bzw. Bildstörungen durch unkontrollierte Bewegungen des Patienten bei verschiedenen Untersuchungsverfahren (Röntgen, CT, Photoplethysmographie, Ultraschall).

Cholesterin: Spezielle Blutfette, die überwiegend der Nahrung entnommen werden, aber auch im menschlichen Körper selbst hergestellt werden. Cholesterin braucht der Körper z. B. für den Aufbau von Geschlechtshormonen. Sind die Cholesterinspiegel zu hoch, kann sich Cholesterin an der Gefäßwand ablagern, sog. Plaques bilden und dort zu Gefäßverschlüssen führen, die letzten Endes in einem Infarkt resultieren können.

Chronische Veneninsuffizienz (CVI): Überbegriff für chronische venöse Abflussbehinderung der unteren Extremität, die in der Regel mit einer Schwellung der Knöchelregion einhergeht. Eine CVI kann nach einer Thrombose, bei einem Krampfaderleiden oder bei angeborenen Klappenfehlbildungen auftreten. Subjektiv führt die chronische Rückflussstörung zu Schwere- und Völlegefühl der Beine v. a. bei längerem Sitzen und Stehen, seltener zu Schmerzen.

Computertomographie (CT): Im Gegensatz zur normalen Röntgenaufnahme ermöglicht die Computertomographie eine dreidimensionale Darstellung der untersuchten Organe. Der Körper wird gewissermaßen in »Scheiben« zerschnitten. Es entsteht dabei eine gewisse Strahlenbelastung.

Dermatom: a) Hautsegment, dessen Sensibilität von einem bestimmten Nervensegment des Rückenmarks abhängt.
b) Schneideinstrument zur Gewinnung gleichmäßig dicker Hautlappen für eine Transplantation.

Dermis: Die derbe, bindegewebige Lederhaut.

EBM: *Evidence-based Medicine*. Medizin auf der Grundlage aussagekräftiger wissenschaftlicher Daten, die sich nicht nur auf den persönlichen Eindruck einzelner Ärzte oder Patienten beschränkt.

Elektrolyte: Substanzen, die in wäßriger Lösung oder in geschmolzener Form der elektrolytischen Dissoziation unterliegen, das heißt teilweise in positiv geladene Kationen und in negativ geladene Anionen zerfallen (z. B. Natrium, Kalium, Kalzium).

Embolie: Plötzlicher Verschluss eines Blutgefäßes durch ein Blutgerinnsel, was sich an anderer Stelle des Körpers gelöst hat.

Epidermis: Oberhaut; die gefäßlose, in den oberen Schichten aus verhorntem Plattenepithel bestehende Außenschicht der Körperhaut.

Erysipel: Bakteriell verursachte Entzündung, die besonders leicht in der lymphödembefallenen Haut auftritt. Bei den ersten Zeichen eines Erysipels (Rötung, Schwellung, Schmerzen, Fieber) muss unverzüglich eine Penicillinbehandlung eingeleitet werden.

Exsudation: »Ausschwitzung« bestimmter Anteile des Bluts (Exsudat) durch die infolge Entzündung veränderten Gefäßwände in Nachbargewebe oder auf eine innere oder die äußere Körperoberfläche.

Exzision: Entfernung eines Gewebe- oder Organteils mit einem scharfen Instrument (Skalpell, Schneideelektrode).

Fallpauschale: Neues Abrechnungssystem bei stationärem Aufenthalt. Die Krankenhäuser erhalten für eine bestimmte Diagnose einen Pauschalpreis. Bislang wurde die Leistung nach der Anzahl der Pflegetage berechnet.

Faszie: Eine Faszie ist einerseits die bindegewebige Hülle der Muskeln, andererseits ist sie ein Hüllorgan der Halsweichteile, des Rumpfes und der Gliedmaßen. Sie dient zum Teil auch als Muskelursprung und -ansatz.

Gamaschenulkus: Gamaschenförmige Ausbreitung eines venösen Unterschenkelgeschwürs um den gesamten Unterschenkel herum.

Hypertonie, arterielle: Hochdruck im arteriellen Kreislaufbereich, wobei nach WHO der systolische Wert >160 mmHg, der diastolische >95 mmHg beträgt. Als Grenzwert-Hypertonie werden Werte ab 140 mmHg systolisch bzw. ab 90 mmHg diastolisch angesehen. Für die Diagnose müssen mindestens 3mal erhöhte Blutdruckwerte zu mindestens zwei verschiedenen Gelegenheiten gemessen werden. Die Hypertonie gilt als Risikofaktor arteriosklerotischer Gefäßerkrankungen.

Indikation: Grund oder Umstand, eine bestimmte (ärztliche) Maßnahme durchzuführen, die nach Abschätzen des möglichen Nutzens und Risikos und unter Beachtung von möglicherweise vorliegenden Kontraindikationen sinnvoll ist.

INR: *International Normalized Ratio* → Quick.

Intima: Innerste Schicht der Gefäßwand.

Ischämie: Blutleere oder Minderdurchblutung eines Gewebes infolge unzureichender oder fehlender arterieller Blutzufuhr. Die Ischämie wird bedingt durch Einengung oder Verschluss der Gefäßlichtung, durch Gefäßkrampf oder durch Abschnürung einer Arterie. Eine anhaltende Ischämie führt zum Gewebeuntergang.

Klassifizierung: Einordnung.

Kontraindikation: Gegenanzeige; Umstände (z. B. Lebensalter, Schwangerschaft, eine bestimmte Krankheit bzw. Arzneimittelbehandlung), die eine andernfalls angezeigte Maßnahme verbieten (einer Indikation entgegenstehen). Beim Vorliegen einer absoluten Kontraindikation darf die Behandlung auf keinen Fall durchgeführt werden. Bei einer relativen Kontraindikation darf die Behandlung nur unter besonderen Umständen erfolgen.

Ligatur: Unterbindung eines Blut- oder Lymphgefäßes oder eines anderen Hohlorgans.

Lokal: Örtlich, auf einen bestimmten Abschnitt des Körpers beschränkt.

Lumen: Gefäßlichtung bzw. Hohlraum im Inneren des Gefäßes, welcher von Blut durchströmt ist.

Lymphdrainage: Spezielle Art der Streichmassage und des Ausstreichens zur Behandlung des Lymphödems. Man unterscheidet die manuelle von der apparativen Lymphdrainage. Bei der manuellen Lymphdrainage geschieht die Streichmassage mit den Händen, bei der apparativen Lymphdrainage mit einem eigens hierfür konstruierten Gerät.

Lymphödem: Teigige Ansammlung eiweißreicher Flüssigkeit infolge eines Verschlusses von Lymphbahnen mit chronischer Lymphstauung, z. B. durch Entzündungen, narbige Veränderungen (z. B. nach op. Eingriffen, Strahlentherapie) oder durch Druck von außen z. B. durch Tumore.

Magnet-Resonanz-Tomographie (MRT) = Kernspintomographie (NMR): Bildgebendes Untersuchungsverfahren, das im Gegensatz zu Röntgen- und computertomographischen Untersuchungen nicht mit einer Strahlenbelastung verbunden ist. Dabei senden Wasserstoffatome im Körper als Antwort auf ein außen erzeugtes hohes Magnetfeld messbare Signale aus, woraus sich wiederum Bilder des Körpers zusammensetzen lassen.

MdE: Minderung der Erwerbsfähigkeit.

Media: Mittlere Schicht der Gefäßwand.

Mesh-Graft: Freies Hauttransplantat als dünner Spalthautlappen, der durch Kleinstmesser eines speziellen Dermatoms mit feinsten

Schnitten versehen ist, so dass er wie ein Maschengitter auseinandergezogen werden kann; ermöglicht Deckung eines relativ großen Defektareals mit wenig Haut.

mmHg: Millimeter Quecksilbersäule, 1 mmHg entspricht einem Druck von 133.322 Pa.

Multipel: Mehrfach, zahlreich.

Nekrose: Lokaler Gewebstod in einem lebenden Organismus durch Nährstoffmangel bei Durchblutungsstörungen, chemischer oder physikalischer Schädigung.

Ödem: Vermehrte Ansammlung von Körperflüssigkeit.

Opioide: Opium ist der getrocknete Saft der Schlafmohnpflanze. Aus diesem Saft werden mehr als 40 verschiedene Alkaloide gewonnen, zu denen unter anderem das Morphin und das Heroin gehören. Opioide sind Substanzen, die an spezifische Rezeptoren des Nervensystems binden. Über verschiedene Mechanismen wird die Freisetzung schmerzübertragender Botenstoffe unterdrückt. Die Opioide unterscheiden sich durch ihre Wirkstärke und Wirkdauer.

Perforansvenen: Verbindungsvenen zwischen oberflächlichem und tiefem Beinvenensystem.

Phlegmasia coerulea dolens: Vorwiegend im 3. bis 5. Lebensjahrzehnt auftretender akuter massiver Venenverschluss (Massenthrombose aller Venen) eines Beines, mit plötzlich einsetzenden, reißenden Schmerzen und dunkelbläulicher Verfärbung. Später treten erhebliche Ödeme und ein Volumenmangel-Schock auf. Ohne Therapie kommt es zum dauerhaften Absterben der Extremität.

Physiotherapie/physikalische Therapie: Die Anwendung physikalischer Reize im weitesten Sinne (sog. Reiz- bzw. Reaktionstherapie) zur Prävention, Therapie und Rehabilitation. Unterschieden werden Wärme- und Kältetherapie, Behandlung mit Wasseranwendungen (Hydrotherapie) Bewegungs-, Massage-, Licht- und Klimatherapien sowie die Anwendung von Elektrizität (Elektrotherapie) und Heilquellen (Balneologie). Die Methoden der physikalischen Therapie überschneiden sich in weiten Bereichen mit den sog. klassischen Naturheilverfahren.

Phytotherapie: Behandlung mit Medikamenten pflanzlicher Herkunft.

Primärharn: Glomerulusfiltrat; der in der Niere (an den Glomeruli = Funktionseinheit der Niere) zuerst aus dem Blut abgepresste Harn. Durch Rückresorption wird aus ihm nach Durchlauf weiterer Nierenabschnitte der endgültige Urin.

Prognose: Zukunftsaussichten, voraussichtlicher Krankheitsverlauf.

Prophylaxe: Verhütung von Krankheiten, Vorbeugung gegen Krankheiten.

Quick(-Wert): Messung zur Bestimmung der Aktivität des Gerinnungssystems. Dabei wird der im Plasma von Gesunden gefundene Vergleichswert als 100 % gesetzt, die gemessenen Werte werden entsprechend als Prozentangaben in Relation zum Gesunden abgeleitet (z. B. 80 %), Werte < 70 % gelten als krankhaft. Der Quick-Wert ist von den verwendeten Reagenzien und Geräten abhängig. Daher findet seit einigen Jahren die besser standardisierte Größe INR *(International **N**ormalized **R**atio)* verbreitet Anwendung. Quick und INR werden zur Therapiekontrolle in der Hydroxycumarin- bzw. Marcumartherapie eingesetzt.

Rekonstruktion: Wiederherstellung von zerstörtem Gewebe.

Resektion: Operative Entfernung.

Reverdin-Plastik: Hauttransplantation zur Deckung gut granulierender Hautdefekte mittels zahlreicher freier, durch Skalpellanwendung gewonnener Hautläppchen (Reverdin Läppchen), welche durch Bildung von Epithelinseln die Epithelisierung begünstigen.

Reversibel: Umkehrbar; im Gegensatz zu irreversibel (nicht umkehrbar, nicht reparabel).

Rezidiv: Rückfall einer Krankheit, im engeren Sinne ihr Wiederauftreten nach völliger Abheilung.

rTPA: Gewebeplasminogen-Aktivator, fördert die Auflösung von Gerinnseln.

Sonographie: Untersuchungsmethode mit Hilfe von Ultraschall, also hochfrequenten Schallwellen.

Thrombophilie: Angeborene oder erworbene Thromboseneigung.

Thrombose: Gerinnselbildung in einem Gefäß.

Thrombus: Blutgerinnsel.

Ulkus: Geschwür, tiefer Substanzdefekt der Haut.

Varikophlebitis: Entzündung einer oberflächlichen Varize, begünstigt Thrombosierung (mit *Thrombophlebitis superficialis*) und Phlebolithenbildung.

Varize: Krampfader; spindel-, sack-, tonnen- oder knotenförmige Ausweitung und Schlängelung einer Vene infolge Wand- und Klappeninsuffizienz.

Vena: Vene.

Venen: Gefäße des Niederdrucksystems, die von den Organen zum Herzen führen.

Anhang gesetzlicher Grundlagen

Auszug aus dem Arzneimittelgesetz:

§ 2 Arzneimittelbegriff

(1) Arzneimittel sind Stoffe und Zubereitungen aus Stoffen, die dazu bestimmt sind, durch Anwendung am oder im menschlichen oder tierischen Körper
1. Krankheiten, Leiden, Körperschäden oder krankhafte Beschwerden zu heilen, zu lindern, zu verhüten oder zu erkennen,
2. die Beschaffenheit, den Zustand oder die Funktionen des Körpers oder seelische Zustände erkennen zu lassen,
3. vom menschlichen oder tierischen Körper erzeugte Wirkstoffe oder Körperflüssigkeiten zu ersetzen,
4. Krankheitserreger, Parasiten oder körperfremde Stoffe abzuwehren, zu beseitigen oder unschädlich zu machen oder
5. die Beschaffenheit, den Zustand oder die Funktionen des Körpers oder seelische Zustände zu beeinflussen.

(2) Als Arzneimittel gelten
1. Gegenstände, die ein Arzneimittel nach Absatz 1 enthalten oder auf die ein Arzneimittel nach Absatz 1 aufgebracht ist und die dazu bestimmt sind, dauernd oder vorübergehend mit dem menschlichen oder tierischen Körper in Berührung gebracht zu werden,

1a. tierärztliche Instrumente, soweit sie zur einmaligen Anwendung bestimmt sind und aus der Kennzeichnung hervorgeht, dass sie einem Verfahren zur Verminderung der Keimzahl unterzogen worden sind,
2. Gegenstände, die, ohne Gegenstände nach Nummer 1 oder 1a zu sein, dazu bestimmt sind, zu den in Absatz 1 Nr. 2 oder 5 bezeichneten Zwecken in den tierischen Körper dauernd oder vorübergehend eingebracht zu werden, ausgenommen tierärztliche Instrumente,
3. Verbandstoffe und chirurgische Nahtmaterialien, soweit sie zur Anwendung am oder im tierischen Körper bestimmt und nicht Gegenstände der Nummer 1, 1a oder 2 sind,
4. Stoffe und Zubereitungen aus Stoffen, die, auch im Zusammenwirken mit anderen Stoffen oder Zubereitungen aus Stoffen, dazu bestimmt sind, ohne am oder im tierischen Körper angewendet zu werden, die Beschaffenheit, den Zustand oder die Funktion des tierischen Körpers erkennen zu lassen oder der Erkennung von Krankheitserregern bei Tieren zu dienen.

(3) Arzneimittel sind nicht
1. Lebensmittel im Sinne des § 1 des Lebensmittel- und Bedarfsgegenständegesetzes,
2. Tabakerzeugnisse im Sinne des § 3 des Lebensmittel- und Bedarfsgegenständegesetzes,
3. kosmetische Mittel im Sinne des § 4 des Lebensmittel- und Bedarfsgegenständegesetzes,
4. Stoffe oder Zubereitungen aus Stoffen, die ausschließlich dazu bestimmt sind, äußerlich am Tier zur Reinigung oder Pflege oder zur Beeinflussung des Aussehens oder des Körpergeruchs angewendet zu werden, soweit ihnen keine Stoffe oder Zubereitungen aus Stoffen zugesetzt sind, die vom Verkehr außerhalb der Apotheke ausgeschlossen sind, 5. (weggefallen)
6. Futtermittel, Zusatzstoffe und Vormischungen im Sinne der §§ 2 bis 2b Abs. 1 Nr. 1 des Futtermittelgesetzes, 7. Medizinprodukte und Zubehör für Medizinprodukte im Sinne des § 3 des Medizinproduktegesetzes, es sei denn, es handelt sich um Arznei-

mittel im Sinne des § 2 Abs. 1 Nr. 2, 8. die in § 9 Satz 1 des Transplantationsgesetzes genannten Organe und Augenhornhäute, wenn sie zur Übertragung auf andere Menschen bestimmt sind.

(4) Solange ein Mittel nach diesem Gesetz als Arzneimittel zugelassen oder registriert oder durch Rechtsverordnung von der Zulassung oder Registrierung freigestellt ist, gilt es als Arzneimittel. Hat die zuständige Bundesoberbehörde die Zulassung oder Registrierung eines Mittels mit der Begründung abgelehnt, dass es sich um kein Arzneimittel handelt, so gilt es nicht als Arzneimittel.

§ 34 Abs. 3 SGB V Ausgeschlossene Arznei-, Heil- und Hilfsmittel

(1) Für Versicherte, die das achtzehnte Lebensjahr vollendet haben, sind von der Versorgung nach § 31 folgende Arzneimittel bei Verordnung in den genannten Anwendungsgebieten ausgeschlossen:
1. Arzneimittel zur Anwendung bei Erkältungskrankheiten und grippalen Infekten einschließlich der bei diesen Krankheiten anzuwendenden Schnupfenmittel, Schmerzmittel, hustendämpfenden und hustenlösenden Mittel,
2. Mund- und Rachentherapeutika, ausgenommen bei Pilzinfektionen,
3. Abführmittel,
4. Arzneimittel gegen Reisekrankheit.

(2) Das Bundesministerium für Gesundheit kann im Einvernehmen mit dem Bundesministerium für Wirtschaft und Technologie durch Rechtsverordnung mit Zustimmung des Bundesrates von der Versorgung nach § 31 weitere Arzneimittel ausschließen, die ihrer Zweckbestimmung nach üblicherweise bei geringfügigen Gesundheitsstörungen verordnet werden. Dabei ist zu bestimmen, unter welchen besonderen medizinischen Vorausset-

zungen die Kosten für diese Mittel von der Krankenkasse übernommen werden. Bei der Beurteilung von Arzneimitteln der besonderen Therapierichtungen wie homöopathischen, phytotherapeutischen und anthroposophischen Arzneimitteln ist der besonderen Wirkungsweise dieser Arzneimittel Rechnung zu tragen.

(3) Das Bundesministerium für Gesundheit kann im Einvernehmen mit dem Bundesministerium für Wirtschaft und Technologie durch Rechtsverordnung mit Zustimmung des Bundesrates von der Versorgung nach § 31 unwirtschaftliche Arzneimittel ausschließen. Als unwirtschaftlich sind insbesondere Arzneimittel anzusehen, die für das Therapieziel oder zur Minderung von Risiken nicht erforderliche Bestandteile enthalten oder deren Wirkungen wegen der Vielzahl der enthaltenen Wirkstoffe nicht mit ausreichender Sicherheit beurteilt werden können oder deren therapeutischer Nutzen nicht nachgewiesen ist. Absatz 2 Satz 3 gilt entsprechend.

(4) Das Bundesministerium für Gesundheit kann durch Rechtsverordnung mit Zustimmung des Bundesrates Heil- und Hilfsmittel von geringem oder umstrittenem therapeutischen Nutzen oder geringem Abgabepreis bestimmen, deren Kosten die Krankenkasse nicht übernimmt. Die Rechtsverordnung kann auch bestimmen, inwieweit geringfügige Kosten der notwendigen Änderung, Instandsetzung und Ersatzbeschaffung sowie der Ausbildung im Gebrauch der Hilfsmittel von der Krankenkasse nicht übernommen werden. Die Sätze 1 und 2 gelten nicht für die Instandsetzung von Hörgeräten und ihre Versorgung mit Batterien bei Versicherten, die das achtzehnte Lebensjahr noch nicht vollendet haben. Absatz 2 Satz 3 gilt entsprechend.

(5) Die Absätze 1 bis 3 gelten entsprechend für Heilmittel nach § 32, wenn sie im Anwendungsgebiet der ausgeschlossenen Arzneimittel verwendet werden.

Negativliste

Ein Überblick der aktuellen Negativliste ist im Internet unter http://torres.dimdi.de/de/amg/negativ.htm zu finden.

Positivliste

Der aktuelle Stand der Positivliste kann ebenfalls im Internet unter http://www.zdf.de/ZDFde/download/0,1896,2000517,00.pdf (Hauptteil),
http://www.zdf.de/ZDFde/download/0,1896,2000516,00.pdf (Alphabetisches Wirkstoffregister),
http://www.zdf.de/ZDFde/download/0,1896,2000515,00.pdf (Anhang 1),
http://www.zdf.de/ZDFde/download/0,1896,2000514,00.pdf (Anhang 2) und
http://www.zdf.de/ZDFde/download/0,1896,2000513,00.pdf (Anhang 3).
In der derzeit verfügbaren (Juni 2003) Vorabfassung der Positivliste sind Venenmittel aus rotem Weinlaub, Rosskastaniensamen, Mäusedornwurzelstock und Cumarin/Troxerutin als verordnungsfähig enthalten.

Adressen und Internetadressen

Wo bekomme ich weitere Informationen? Adressen zum Thema Venen

Haftungsausschluss

Die angegebenen Adressen und Links sind als bloße Hinweise auf anderweitige Informationsquellen rund um das Thema Venen zu verstehen. Soweit nicht gesondert gekennzeichnet, steht das Angebot, auf das verwiesen wird, in keinerlei Zusammenhang mit den Autoren dieses Buches. Die Autoren haben keinerlei Einfluss auf abgegebene oder dargestellte Inhalte. Es handelt sich um fremde Angebote, die von Dritten zur Verfügung gestellt werden.

Diese Feststellung gilt für alle innerhalb des Buches angeführten Verweise oder Links. Für illegale, fehlerhafte oder unvollständige Inhalte und insbesondere für Schäden, die aus der Nutzung oder Nichtnutzung solcherart dargebotener Informationen entstehen, haftet allein der Verantwortliche des Angebots und nicht die Autoren dieses Buches.

Deutsche Liga zur Bekämpfung von Gefäßerkrankungen e.V.
Postfach 40 38
69254 Malsch
Tel. (0 72 53) 2 62 28
Fax (0 72 53) 27 81 69
Internet: www.deutsche-gefaessliga.de
E-Mail: DLBG@gmx.net

Deutsche Gesellschaft Venen e.V.
Postfach 18 10
90007 Nürnberg
Tel. (09 11) 5 98 86 00
Fax (09 11) 59 12 19
E-Mail: DGVenen@bigfoot.de

Deutsche Gesellschaft für Gefäßchirurgie
Röntgenstr. 2
88048 Friedrichshafen
Tel.: (07541) 961306
Fax: (07541) 961306
Internet:
www.gefaesschirurgie.de

Deutsche Gesellschaft für Phlebologie
Lippestr. 9–11
26548 Norderney
Tel.: (04932) 805420
Fax: (04932) 805200
Internet:
www.meb.uni-bonn.de/dermatologie/dgp1.htm

Deutsche Venen-Liga e.V.
Sonnenstraße 6
56864 Bad Betrich
Tel.: (02674) 1448
Fax: (02674) 910115
Internet: www.venenliga.de

Initiative Venengesundheit
Bettinastr. 64
60325 Frankfurt/ Main
Tel.: (069) 97405716
Fax: (069) 75619913

Venen und Wissen e.V.
Römerweg 4
86579 Waidhofen / Gröbern
Telefon: (08251) 901410
E-Mail: info@venenfit.de
Internet: www.venenfit.de

Deutsche Gefäßliga e.V.
Postfach 4038
69254 Malsch bei Heidelberg
Tel.: (07253) 26228
Fax: (07253) 278160
E-Mail:
info@deutsche-gefaessliga.de
Internet:
www.deutsche-gefaessliga.de

Deutsche Gesellschaft für CHIVA e.V.
Dr. med. Erika Mendoza
Speckenstr. 10
31515 Wunstorf
Tel. (0 50 31) 91 27 81
Internet:
www.CHIVA-Methode.de
E-Mail: C.H.I.V.A@t-online.de

Außerdem im Internet
www.venenratgeber.de
www.derma.de/bochum
www.angiologe.de
www.angiologie-online.de
www.krampfadern.at
www.deutsche-gefaessliga.de
www.durchblutung.com

Weiterführende Literatur

Die im Folgenden aufgeführten Lehrbücher, Atlanten und Lexika richten sich meist an Ärzte, die spezielle Kenntnisse zu Gefäßerkrankungen benötigen. Ohne medizinische Vorkenntnisse sind sie zum Teil schwer verständlich.

Praktische Phlebologie.
E. Rabe, H. E. Gerlach, Thieme-Verlag, 2000 (79,95 €)

Angiologie in Klinik und Praxis.
M. Ludwig, U. Kania, H. Schild, Thieme-Verlag, 1998 (109,00 €)

Checkliste Angiologie, Hypertonie, Hypotonie.
A. Sturm, J. C. Reidemeister, P. M. Heinze, W. Josephs, H. J. Odenthal, Thieme-Verlag, 1998 (39,95 €)

Klinische Angiologie.
H. Rieger, W. Schoop, Springer-Verlag, 1998 (199,00 €)

Lehrbuch und Atlas der Angiologie.
Kappert, K. L. Schulte (Hrsg.), Hans-Huber-Verlag, 1998 (79,95 €)

Farbatlas der Gefäßkrankheiten.
C. Diehm, J. R. Allenberg, K. Nimura-Eckert, Springer-Verlag, 1998 (159,95 €)

Das Lymphödem.
E. Földi, M. Földi, Urban & Fischer, 2003 (19,95 €)

Grundlagen der manuellen Lymphdrainage.
M. Földi, R. Stössenreuther, Urban & Fischer, 2003 (17,95 €)

Ödeme und Lymphdrainage. Diagnose und Therapie von Ödemkrankheiten.
U. Herpertz, Schattauer-Verlag, 2003 (64,00 €)

Lehrbuch der Lymphologie für Mediziner und Physiotherapeuten.
M. Földi, S. Kubik (Hrsg.), Urban & Fischer, 2002 (74,95 €)

Lexikon der Lymphologie.
M. Földi, M. Murphy, Germa-Press-Verlag, 2000 (14,00 €)

Die kutane Sauerstoffaufnahme aus der Atmosphäre.
M. Stücker, Shaker Verlag, 2002 (49,80 €)

Kutane Mikrozirkulation.
P. Altmeyer, K. Hoffmann, M. Stücker, Springer-Verlag, 1997

Dermatologie.
E. Jung, I. Moll, Duale Reihe, 2003 (39,95 €)

Lavenes Farbatlas der Dermatologie.
G. M. Levene, G. White, Enke-Verlag, 1997 (34,95 €)

Dermatologie. Lehrbuch und Atlas.
G. Rassner, Urban & Fischer, 2002 (44,95 €)

Kosmetische Dermatologie. Lehrbuch und Atlas.
W. I. Worret, W. Gehring (Hrsg.), Springer-Verlag, 2003 (127,50 €)

Die Haut und ihre Anhangsgebilde. Lehrbuch für Pflegeberufe.
G. Deutschmann, Springer-Verlag, 2003 (35,00 €)

Klinikleitfaden Dermatologie.
P. Altmeyer, T. Dirschka, R. Hartwig, Urban & Fischer, 2002 (44,95 €)

Dermatologie und Venerologie. Lehrbuch und Atlas.
P. Fritsch, Springer-Verlag, 1998 (74,95 €)

Dermatologie und Venerologie.
O. Braun-Falco, G. Plewig, H. H. Wolf, Springer-Verlag, 2002 (69,95 €)

Therapie der Hautkrankheiten.
C. E. Orfanos, C. Garbe, Springer-Verlag, 2001 (199,00 €)

Enzyklopädie Dermatologie, Allergologie, Umweltmedizin.
P. Altmeyer, M. Bacharach-Buhles, Springer-Verlag, 2002 (199,00 €)

Dermatologische Externatherapie.
M. Gloor, K. Thoma, J. Fluhr, Springer-Verlag, 2000 (39,95 €)

Lasertherapie in der Dermatologie. Atlas und Lehrbuch.
M. Landthaler, U. Hohenleutner, Springer-Verlag, 1999 (99,95 €)

Taschenlexikon der Dermatologie. Klinik, Diagnostik und Therapie.
M. Heckmann, Springer-Verlag, 1999 (27,95 €)

CD Klinische Dermatologie.
C. Schmoeckel. Thieme-Verlag, 1997 (79,95 €)

Dermatologie und Venerologie.
G. K. Steigleder. Thieme-Verlag, 2000 (29,95 €)

Checkliste Dermatologie.
W. Sterry, R. Paus, Thieme-Verlag, 1998 (39,95 €)

Gefäßchirurgie aktuell.
M. Betzler, H. W. Kniemeyer, Steinkopff-Verlag, 2002 (24,95 €)

Gefäßchirurgie.
W. Hepp (Hrsg.), H. Kogel (Hrsg.), Urban & Fischer, 2001 (199,00 €)

Stichwortverzeichnis